うまくいく！
看護マネジメントの教科書

NURSING MANAGEMENT

著

久保田聰美

渡邊千登世

任和子

照林社

はじめに

　毎日臨床現場で忙しく働いていると、さまざまな疑問や課題にぶつかります。そうした問題への対処方法は、看護実践の場面でも看護管理の場面でもきっと同じはずです。しかし、ナースとして看護実践に関する場面では自信がある人たちが、「看護管理」という舞台に上がった途端になんだか難しく考えすぎ、肩に力が入ってしまうように見えます。「看護管理」というだけで、これまでの自分の経験や実践は生かされず、まったく別の知識や能力が求められているかのようにさえ思っているようです。

　そんな得体の知れない「看護管理」という言葉に惑わされず、一人ひとりがナースとしての貴重な経験を生かしながら、その人らしい「看護管理」を実践するためには何が必要なのだろう？　困った場面を冷静に見つめる視点として、マネジメントにかかわる理論をうまく活用していくためにはどうすればいいだろう？　そんな思いが、この本の出発点です。

　本書は、中間管理職である師長・主任・リーダーが臨床現場で抱く素朴な疑問や現場で起こりがちな身近な問題に対して、マネジメントに関する理論的枠組みを通して整理する形式をとっています。相談に対する回答を記載するというスタイルをとっていますが、その背景にある理論や考え方を示すことで、他の問題への対処に応用できることを期待しています。理論やモデルに自分の問題をあてはめて考えるのではなく、理論のほうを自分に引き寄せてみてください。そうして考えていくと、本書の回答よりももっとよい解決法が見つかるかもしれません。また、本書で紹介しきれなかったマネジメントに関する理論もそんなふうに気楽に眺めてみると、新たな視点が生まれるかもしれません。

　中間管理職は組織の要です。師長・主任・リーダーのあなたが現場で出合う困った問題に自信をもって向かい合うことができれば、一人ひとりのナースも安心して働くことができると思います。そしてそこには、患者さんやご家族が大切にしている価値を見出す「看護」が輝いて見えてくるでしょう。

2022年11月

久保田聰美

はじめに

　生き生きと輝いている組織が生みだすものは、「高い成果（質の高い看護）」「患者の満足」「職員の満足」です。このような組織に働いている職員の一人ひとりは、活気にあふれ、やりがいをもって仕事をしていますが、同時にこのような組織を作り上げるのは、そこに働く人々でもあるのです。まさに、臨床現場の一線で活躍している看護管理者は、このような組織を作り上げようと、毎日、努力されていることでしょう。

　しかし、臨床現場においては、恒常的にさまざまな課題や対処困難な出来事がたくさんあり、マネジメントについての悩みはつきません。病院の経営にどのようにかかわるか、効果的な人員配置やスタッフの動機づけ、効果的なリーダーシップのスタイルなど、おおまかに見渡しただけでもたくさんの複雑な課題が浮かび上がります。

　本書は、看護管理に携わる人たちの「本音の悩み」から生まれました。「師長としてどう行動すべきか？」「チームや組織を変えるのは難しい！」「看護管理者はつらいことばかり！」と考えたときに、本書を手にとって、自分の悩みと照らし合わせて読んでいただければ幸いです。

　Q&A形式で、日々直面する問題や課題を関連する理論と結びつけて考えていただけるように答えを示しました。問いに対する回答は１つではないと思いますので、問題解決の一つの手がかりとして読んでいただき、皆さんなりの考えも付加していただければ、きっと実践に役立つことと思います。

　看護管理者としてやりがいを持ち続け、輝く存在であるよう、前進していきましょう。

2022年11月

渡邊千登世

はじめに

　「管理」という言葉をきいてどのようなことが思い浮かぶでしょうか。看護現場でよく使う言葉には「看護管理」「自己管理」「安全管理」「物品管理」「薬剤管理」などがあります。看護を管理する、自己を管理する、安全を管理する、物品を管理する、薬剤を管理すると表現すると、管理の対象が具体的になります。自己管理は、セルフマネジメントとも言い、それを支援することをセルフマネジメント支援と言います。支援とはいえ、たとえばインスリン注射のことや食事のことに医療従事者があれこれと口出しすることになり、それは支援される側に制限されたりコントロール（統制）されたりする気持ちをもたらすこともしばしばです。誰しも、他者から自分が管理されることは避けたいという欲求があるのではないでしょうか。

　看護管理の定義をみると、「計画・組織化・指示・調整・統制」の文言が目につきます。これらの定義にある統制は、個人ではなく組織や看護の質と安全、業務や環境を統制するのだと私は解釈しています。日本看護協会の病院看護管理者に必要な6つの能力には、「組織管理能力」「質管理能力」「危機管理能力」と3つに「管理」が使われています。一方、人に関しては管理ではなく「人材育成能力」となっており、「将来を見据えて看護人材を組織的に育成、支援する力」とされています。この支援が管理とスタッフに思われないことが重要でしょう。

　本書では、さまざまな質問に対し、自分ならどのように考えるかという視点で執筆しました。他の執筆者の意見を知ることができ、意外に思ったことも多々ありました。自分ならどうするか、本書を手がかりにして、同僚や友人とお茶でもしながら語り合っていただけるとうれしいです。

2022年11月

任　和子

●執筆者紹介

久保田聰美
高知県立大学看護学部 看護学科、大学院 看護学研究科 教授、健康管理センター長

　1986年、虎の門病院。1988年、高知県総合保健協会。2004年、医療法人近森会近森病院。2013年、高知県立大学DNGL特任准教授。2013年、医療法人須崎会高陵病院教育顧問(非常勤)。2015年、株式会社ペース代表取締役、訪問看護ステーションとぎ所長、高知県立大学特別研究員。2017年、高知県立大学 退院支援事業アドバイザー。2018年、高知県立大学健康長寿センター特任教授を経て、2019年より現職。

　主な著書は、『実践ストレスマネジメント「辞めたい」ナースと「疲れた」師長のために』(医学書院)、『少子超高齢社会の「幸福」と「正義」』(浅井篤、大北 全俊編、日本看護協会出版会)、『クリニカルパス概論-基礎から学ぶ教科書として』(日本クリニカルパス学会 監修、サイエンティスト社)。

渡邊千登世
神奈川県立保健福祉大学保健福祉学部 看護学科 准教授

　聖路加看護大学卒業。聖路加国際病院にて外科病棟勤務、病棟ナースマネジャー、医療情報センター企画室マネジャーを務め、聖路加国際病院電子カルテ構築に携わる。1990 年、聖路加国際病院ET スクール修了(現：皮膚・排泄ケア認定看護師)。2007年、さいたま市立病院副院長・看護部長。2011 年、公益財団法人田附興風会医学研究所北野病院看護部長。東京大学大学院工学系研究科品質・医療社会システム工学寄付講座／看護学博士(看護管理学)を経て、現職。

　主な編著書は、『ケアに生かす検査値ガイド 第2版』(照林社)、『看護思考プロセスナビゲーター』(日本規格協会)、『褥瘡治療・ケアの"こんなときどうする？"』(照林社)。

任　和子
京都大学大学院医学研究科 人間健康科学系専攻 教授

　京都大学医療技術短期大学部 看護学科卒業後、京都大学医学部附属病院勤務。1997年、大阪教育大学大学院教育学研究科修士課程修了。2004年、京都大学博士(人間・環境学)。2005年より京都大学医学部附属病院にて副看護部長。2007年より院長補佐・看護部長を経て、2011 年4 月より現職。

　主な編著書は、『実習記録の書き方がわかる 看護過程展開ガイド 第2版』(照林社)、『根拠と事故防止からみた 基礎・臨床看護技術 第3版』(医学書院)、『病棟マネジメントに役立つ！　みんなの看護管理』(南江堂)。

CONTENTS

CHAPTER 03 人材育成・キャリアディベロップメントを
めぐるQ&A

CHAPTER 04 ストレスマネジメントをめぐるQ&A

CHAPTER 05 リーダーシップをめぐるQ&A

COLUMN

装丁：山崎平太(ヘイタデザイン)
本文デザイン：ビーワークス
本文イラストレーション：中村知史
DTP制作：明昌堂

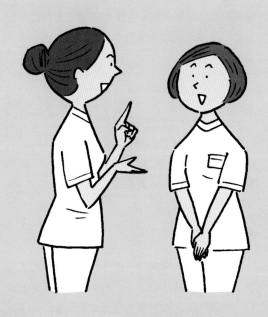

看護マネジメントの
基本的な考え方

「モチベーション」の考え方

渡邊千登世

モチベーションの特徴を知る

　モチベーション（motivation）は、一般的には「意欲（やる気）」や「動機づけ」という広い意味で使われています。目的や目標に向けて行動を起こし、方向づけ、支える力であり、目標に到達できるように努力する心理的エネルギーのことです。つまり、人間の行動は何らかの欲求や要求を満足させるために生じ、この行動を起こさせる源がモチベーション（動機づけ）です。

　モチベーションは、マネジメントにおける主要な課題の一つです。なぜなら、モチベーションが高い人と低い人とでは生産性が異なることが、よく知られているからです。看護管理者が質の高い看護を提供しようと思えば、モチベーションの高いスタッフを多く集めて、目標を達成するように働きかけたいと思うでしょう。逆にスタッフの側は、同じ仕事をするならば、楽しく、やりがいをもって仕事をしたいと思っているはずです。

　看護管理者はスタッフに指示を出して動かす立場ですから、自分のモチベーション以外にもスタッフのモチベーションに気遣う必要があります。モチベーションには、「メンテナンスをしないと低下する」「高く維持し続けられる人が限られる」「元来の働く意欲の弱さや個人の心の特性、働く環境から影響を受ける」という特徴があります。その人のモチベーションが高いか低いかを測定することは困難ですが、その人の行動の特徴からある程度判断することはできます。スタッフのモチベーションが低下していると感じたときや職場全体のモチベーションの低下に悩んだときこそ、モチベーションの特徴を知り、モチベーションの理論を土台に分析して、病棟の組織や運営の改革に取り組むチャンスです。

モチベーションの理論

　モチベーション（動機づけ）の理論には、「人は何によって動機づけられるか」という"欲求説"と、「どのように動機づけられるか」という"過程説"があります。

◀ 1. 欲求説

　欲求説には、マズローの5段階説、アルダーファーのERG理論、ハーツバーグの2要因説（2要因理論）、などがあります（表1）。

表1　**3つの自己表現での整理**

	マズロー	アルダーファー	ハーツバーグ
	5段階説	ERG理論	2要因説
上位の欲求 ↑	自己実現	成長	促進（動機づけ）要因
	自尊心		
	愛と所属（社会的）	関係	衛生要因
	安全・安楽	生存	
下位の欲求 ↓	生理的		

①欲求の5段階説(マズロー)

まず、欲求説の古典的な理論として有名なのはマズロー(Maslow AH)の「欲求の5段階説」です(図1)。人間の欲求は階層をなしており、低次の欲求が欠乏動機として働き、欠乏を満たすために動機づけられ、行動が起こるとされています。また、低次の欲求が満たされると、より高次(上の段階)のものを求めるように動機づけられるといわれています。

②ERG理論(アルダーファー)

アルダーファー(Alderfer C)は、人間の欲求を、①生存欲求(Existence：物理的、生理的な欲求のすべて)、②関係欲求(Relatedness：自分にとって重要な人々と関係を良好に保ちた

いという欲求)、③成長欲求(Growth：人間としての充足感を得て成長したいという欲求)という3つの欲求に分類しました(図2)。それぞれの頭文字をとって、ERG理論といいます。アルダーファーは、この3つの欲求が同時に存在したり、連続して存在したりすることがあると考えました。

③2要因説(ハーツバーグ)

ハーツバーグ(Herzberg F)が唱えた2要因説では、仕事の満足感と不満を引き起こす要因は、異なる欲求に関連しているとされました。満足感に関連するものは「促進(動機づけ)要因」と呼ばれ、仕事の達成感、責任範囲の拡大、能力向上や成長などが含まれます。これは人の内側にある内的要因と言えます。一方、不満足感に影響を及ぼす要因は「衛生要因」と呼ばれ、会社の方針、管理方法、労働環境、作業条件、賃金などが含まれます。これは、人の外側にある外的要因といえます(図3・⇒p.38「モチベーション」Q3)。

ハーツバーグは、促進(動機づけ)要因を与えれば満足感や動機づけを高めることができるが、衛生要因に関しては対策を講じても不満が解消されるだけで満足感や動機づけを高めるとは限らない、と述べています。

図1 **欲求の5段階説(マズロー)**

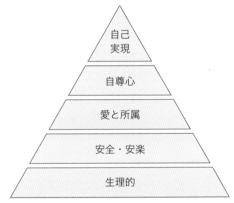

人間の欲求は、低次から、①生理的(食欲、睡眠などへの欲求)、②安全・安楽(保護、依存、安堵感などへの欲求)、③愛と所属(他人とのかかわりや集団内での居場所・役割への欲求)、④自尊心(他者から自分の価値を認められたいという欲求)、⑤自己実現(自分の能力を発揮したいという欲求)の5つの階層に分けられる。

図2 **ERG理論(アルダーファー)**

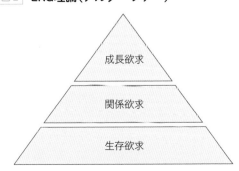

図3 **2要因説(ハーツバーグ)**

促進(動機づけ)要因
・仕事の達成感
・責任範囲の拡大
・能力向上
・成長
→ **満足感**

衛生要因
・会社の方針
・管理方法
・労働環境
・作業条件
・賃金
→ **不満足感**

◀ 2．過程説：期待理論・公平理論・強化理論

過程説には、「努力したら効果が得られそうだ」「得られた効果は自分にとって価値がありそうだ」という期待や魅力が、動機づけにつながると考えたブルーム（Vroon VH）の「期待理論」（⇒p.40「モチベーション」Q4、p.45「モチベーション」Q6）、公平に扱われているかどうかという主観が動機づけに影響するとしたアダムス（Adams JS）の「公平理論」、「正の強化・負の強化・消去・罰」を与えることで行動を変容させるというスキナー（Skinner BF）の「強化理論」などがあります。

認知的評価理論： 内発的動機づけ理論（デシ）

動機づけは、「外発的動機づけ（extrinsic motivation）」と「内発的動機づけ（intrinsic motivation）」に分けられます。動機づけを高める要因となるものを"インセンティブ"ともいいます。

自己の外部からもたらされる要因（インセンティブ）によって動機づけられ、行動が喚起されるものが「外発的動機づけ」です。この外部要因には、金銭的報酬や昇給、昇格などの物質的な報酬や、業績評価への欲求などがあります。

一方、自己の内部からもたらされる要因によって動機づけられ、行動が喚起されるものは、「内発的動機づけ」と呼ばれます。この内部要因には、やりがいや興味・関心、非金銭的報酬（称賛、感謝、認知、ねぎらい、はげまし）などがあります。

1970年代にデシ（Deci EL）は、内発的動機づけに焦点を当てた研究を行い、「内発的動機づけ理論」を構築しました[1]。人間の行動の動機づけの主要な要因が「有能感（feeling of competence）」と「自己決定（self-determination）の感覚」であるという考え方です。個人がこれら2つの要因を感じることができるとき、内発的に動機づけられた行動をとるとしています。また、自己を有能で自己決定的であると感じる人は、さらに有能感と自己決定の感覚を求め、意欲をもち、努力する、とも述べています。一方、外部要因は内発的な動機づけを低下させるのではないかと考えられますが、自分の有能感と自己決定の感覚に手がかりを与えてくれるような「情報的側面」をもっている、と述べています。

引用文献
1. エドワード L. デシ, リチャード フラスト：人を伸ばすカー内発と自律のすすめ. 桜井茂男 訳. 新曜社, 東京, 1999.

看護部全体の目標を具体的な病棟目標に落とし込むには

1．目標管理における管理者の役割

　目標管理（MBO：management by objectives and self control）は、1950年代にドラッカー（Drucker PF）が提唱したマネジメントの方法で、「目標による管理」とも呼ばれます。組織で働く人々が同じ方向をめざして、個人の貢献が全体に統合されていくようにすることが目的であり、個人が目標をもつことによって動機づけられ、やりがいや充実感をもって仕事ができるという考え方が基盤になっています。

　目標管理における看護管理者の役割は、スタッフ一人ひとりの力を病院および看護部がめざす方向に統合させていくことです。そして、スタッフの役割は、組織が求めていることを理解し組織貢献のために自分自身の目標を考えて努力することです。

　看護管理者には、スタッフが看護部のめざす方向が理解できるように説明し、スタッフにとって共同の目標になるような自部署の目標を設定する責任があります。看護管理者自身が看護部門の目標が掲げられた背景や理由を説明できなければ、スタッフが納得できるような部署の目標を立てることはできません。

2．スタッフ参加による具体的な目標設定

　看護部の目標から部署の目標に具体的にブレークダウンするためには、自部署の現状を分析し、部門目標を「分割」したほうがよいか、「分解」したほうがよいかを検討します。つまり、看護部門の目標が数値で示されている場合、その一部を部署が負う場合は数値で示すことができます（「分割」）。看護部門の目標が数値ではない場合は、対象の範囲や方法、手段というようなことを「分解」して目標を立てます。この際、病棟のミーティングなどでスタッフも目標設定に参加させて、具体的に考えていくことも重要です。

　仮に看護部の目標が「標準的な看護ケアを浸透させる」という場合には、自部署の目標は、入院患者に多い疾患や症状を対象にした標準看護計画や基準を作成、適用し、修正を図ることなどになります。その具体的な目標は、「褥瘡発生の危険性が高い患者さんのケアについての基準を作成し、実施、評価する」などです。そして成果目標は、「褥瘡予防基準の作成」「褥瘡発生のリスクアセスメントの向上」「褥瘡発生が減少する」などになります。成果尺度と目標値としては、「褥瘡予防基準の完成（7月完成）」「褥瘡発生と予防に関する知識の学習会の開催（3回開催）」「褥瘡発生率（0.1％減少）」などが考えられます。そして、スタッフの個人目標としては、「褥瘡ケア基準作成チームのリーダーの役割をとる」「褥瘡予防の知識や技術を習得し、実践する」などが挙げられます。

（渡邊千登世）

「コミュニケーション」の考え方

久保田聰美

対人援助職である看護職にとってコミュニケーションは大切な基本ですが、コミュニケーションにかかわる理論や技術は数多く、その定義自体もさまざまです。そこで、ここでは師長や主任がよく出合う問題や課題を解決するために役に立つコミュニケーションの考え方や理論に焦点を絞って紹介したいと思います。

コミュニケーションとは

コミュニケーションは何のために行うのでしょうか？　少なくとも、対人関係におけるコミュニケーションとは、お互いにわかり合うための行為です。看護の場面では、新生児から意識障害のある高齢の患者さんまで、たとえ言葉が通じなくてもさまざまな方法でコミュニケーションが成立することを経験していることと思います。その一方で、言葉に不自由がないはずの患者さんやその家族とも、あるいは上司や部下という相手に対しても、良好なコミュニケーションがとれないと感じることもあるのではないでしょうか。

このようなことから、コミュニケーションの手段として、言葉は重要な要素ですが、言葉以外の要素もとても重要であることに気づくはずです。

非言語コミュニケーションとは

「目は口ほどにものを言う」といったことわざや『人は見た目が９割』といったベストセラーの本のタイトルにも示されているように、表情や視線、身振り、手振りといった非言語的コミュニケーション（ノンバーバル・コミュニケーション：nonverbal communication）が、言葉以上に重要な役割を担うことが多くあります。

ヴァーガス（Vargas MF）は非言語的メディアとして、①人体（身体的特徴他）、②動作、③目（アイコンタクトと目つき）、④周辺言語（話し方、声のトーン・特徴他）、⑤沈黙、⑥身体接触、⑦対人的空間（コミュニケーションのために人間が利用する空間）、⑧時間（文化形態と生理学の２つの次元）、⑨色彩の９つを挙げています[1]。効果的なコミュニケーションをとっていくためには、多様な非言語的メディアと言語をうまく組み合わせることが大切です。

例えば、マニュアルに沿っていくらていねいに指導しても、目が怒っていては新人は怖くて指導内容の半分も伝わらないかもしれません。日ごろから自分の非言語的コミュニケーションに関する癖のようなものを意識して、互いに注意し合える環境にあるとよいのかもしれません（図1）。

図1　**効果的なコミュニケーション**

非言語的メディア
①人体（身体的特徴他） ②動作 ③目（アイコンタクトと目つき） ④周辺言語（話し方、声のトーン・特徴他） ⑤沈黙 ⑥身体接触 ⑦対人的空間 ⑧時間 ⑨色彩

＋　言語

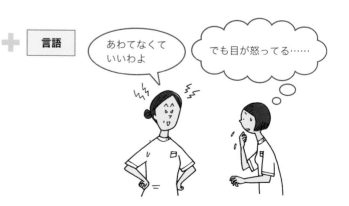

あわてなくていいわよ

でも目が怒ってる……

共感と受容、同意

看護師は、基礎教育から「共感」を大切にしていますが、看護学における「共感」と、「他人（相手）の意見にまったくそのとおりだと感じること」という普通のコミュニケーションで使う「共感」は、意味合いが違います。対象（相手）が置かれている状況や考え方、感情を正確に理解することが心理カウンセリングや看護学における「共感」です[2]。心理カウンセラーや看護師自身の感情が揺れ動き、相手の感情に巻き込まれてしまっては「共感」とはいえません。

また、「受容」についても、「相手をありのまま、まるごと受け止めること」という定義が少し誤解を生んでいる側面もあるようです。「受容」は、何事にも「はい、はい」と答えることではないのです。「受容」「同意」の違いには、注意が必要です。これらの2つは否定や反論より一見よさそうですが、相手の言葉によってはこじれる場合も考えられます。相手が否定的な言葉や自分の考えとは違う内容を言った場合に、「いったんは受け入れないと」という思いや、「頭から否定してはいけない」という思いが強すぎると、「受容」のつもりで「同意」をしてしまうことがあります。看護職の場合にはよく耳にする事例です。その点に注意して、うまく返していくことが大切です。図2に具体的な事例を示します[3]。

アサーティブな自己表現

◀ 1．アサーション

師長や主任の立場で、スタッフや他職種の人たちの話を受容し、共感に努めてもなかなか解決しない場面が多々あります。いろいろな人たちの立場を考えすぎて何も言えない場合、逆に自分の部署や部下を守ろうとするあまり攻撃的になってしまう場合など、いろいろな場面があるようです。そんなとき、「よりよい人間関係を築くための、自分も相手も大切にした自己表現法」である「アサーション（assertion）」という考え方が役に立ちます。

アサーティブは、「アサーションが実現されていること」を指す概念です。自己表現を、①攻撃的自己表現、②非主張的自己表現、③アサーティブな自己表現、に分けて整理することで、「アサーティブ」とはどんなものかが明確になります（表1）。

アサーティブな自己表現は、自分も相手も大切にした自己表現で、自分の気持ち、考え、意見などを正直かつ率直に、そしてその場にふさわしい方法で表現されることが求められますが、この「その場にふさわしい方法で」というのがなかなか難しいようです。相手と違う意見を言う場合には対話を重視し、十分に意見を出し

図2　受容と同意

ケース1	「Aさんは、私のこと嫌いなんです」
	→×（同意）「そうですね、嫌いなんでしょうね」
	×（否定・反論）「そんなことないでしょう」
	→○（受容）「そう感じることがあったのね」
ケース2	「師長は私よりAさんのことを評価しているから」
	→×（同意）「そうかもしれないわね」
	×（否定・反論）「評価なんかしてないわよ」
	→○（受容）「そう感じることがあったんだ」
ケース3	「私は何をやっても時間がかかるから」
	→×（同意）「確かに時間がかかってるわね」
	×（否定・反論）「何をやっても……なんてことはないでしょう」
	→○（受容＋明確化の質問）「何をやっても時間がかかると自分では思っているんだ。あなたはどうすれば時間をかけずにできると思う？」

- 同意：相手の言うとおり、思ったとおりだと受ける
- 受容：相手の感情に焦点をあてて、それを評価することなく「理解した」という反応を示す

表1 3つの自己表現

1. 攻撃的自己表現「私はOK、あなたはOKでない」	● 自分のことだけを考え、相手の気持ちを配慮しない自己表現 ● 自分の意見や考え、気持ちを一方的にはっきり表現するため、相手の意見や気持ちを無視・軽視することになり、結果として、相手に自分の気持ちを押しつけることになってしまう ● 自分の意向は通っても、一方的に押しつけた感じになり、後味が悪く、しこりが残ることも多い
2. 非主張的自己表現「あなたはOK、私はOKでない」	● 自分よりも常に相手を優先し、自分のことを後回しにする自己表現 ● 自分の気持ち、考え、意見を抑圧し、素直に自己表現せず、自分の気持ちに正直ではないばかりでなく、相手に対しても率直ではない。その根底には「どうせ自分なんて」というような気持ちや自信のなさがある ● 相手に対して「自分ががまんしたのに」という気持ちや、否定的な感情が残る場合が多い
3. アサーティブな自己表現「私はOK、あなたもOK」	● 自分のことを考えつつ、相手の気持ちにも配慮する自己表現 ● 自分も相手も大切にした自己表現であり、自分の気持ち、考え、意見などを正直かつ率直に、そしてその場にふさわしい方法で表現する ● 相手と違う意見を言う場合には、対話を重視し、十分に意見を出し尽くして、双方にとって納得のいく結果を出そうとする ● 結果として相手も自分も満足でき、たがいにさわやかな気持ちになれる

尽くして双方にとって納得のいく結果を出すよう努めます。その結果として相手も自分も満足でき、たがいにさわやかな気持ちになれるため、アサーションは「さわやかな自己主張」と和訳されることも多いようです。

◀ 2. DESC（デスク）法[4]

アサーティブに自分の要望を伝える基本ステップ法としてDESC（デスク）法があります。DESCは「Describe（描写する）」「Express・Explain・Empathize（表現する・説明する・共感する）」「Specify（特定の提案をする）」「Choose（選択する）」の頭文字を取ったものです。

① 描写する（D）（図3a）

まず、自分が対応しようとする状況や相手の行動を描写します。これは客観的、具体的な特定の事柄、言動に関してであって、相手の動機、意図、態度などに関してではありません。

② 表現する・説明する・共感する（E）（図3b）

第2段階で、状況や相手の行動に対する自分の主観的な気持ちを表現、説明し、相手の気持ちに共感するように努めます。特定の事柄、言動に対する自分の感情や気持ちを建設的に、明確に、あまり感情的にならずに述べることが肝心です。

③ 特定の提案をする（S）（図3c）

第3段階で、相手に望む行動、妥協案、解決案などを提案します。具体的、現実的かつ小さな行動の変容の提案を明確に行うことが重要です。

④ 選択する（C）（図3d）

相手が出す結果が肯定的、否定的な場合を考え、想像し、それに対して自分はどういう行動をするかの選択肢を示し、場合によっては代案を提案します。その選択肢は具体的かつ実行可能なものであり、決して相手を脅かすものにならないように注意します。

図3 **DESC法の例**

例：先輩から、強引に「夜勤を代わって」と言われて、いつもは何も言えないけれど、今回は友だちとの約束があるのでうまく断りたいと思っている場面

a．第1段階：描写する（D：Describe）

「今までは、先輩の急なお願いにも対応してきました」

b．第2段階：表現する・説明する・共感する（E：Express・Explain・Empathize）

「代わることができるのならば協力したいのですが」
「今回は大切な友だちとの約束があって、勤務希望を出していたんです」

c．第3段階：特定の提案をする（S：Specify）

「他のスタッフに相談していただけますか？」

d．第4段階：代案・選択する（C：Choose）

先輩が他のスタッフに相談する
（代案）先輩が「それは難しい」と言えば、「師長さんに相談してみてはいかがでしょうか？」と提案する

表2 **アサーティブに必要な「あなたも私も、ともにもっている権利」**

権利1：自分の感情と意見をもち、それを表明する権利
権利2：自分の意見を主張しないでいる権利
権利3：尊重され、面目を保つ権利
権利4：自分の話に耳を傾けてもらう権利
権利5：自分の価値観を大切にする権利
権利6：「No」と言う権利
権利7：欲しいものを望む権利
権利8：自分の時間や身体、所有物をどうするか決める権利
権利9：失敗する権利とそれに責任をもつ権利

勝原裕美子：Beアサーティブ！ 現場に活かすトレーニングの実際. 医学書院, 東京, 2003：33.より引用

なぜアサーティブになれないのか

アサーティブになることは、よさそうに思ってもなかなか難しいようです。平木[5]は、アサーティブになれない4つの原因として、①自分の気持ちを把握できていない、②結果や周囲の反応を気にしすぎる、③基本的人権（アサーション権）を使っていない、④非言語的表現が言葉と矛盾している、を挙げています。

こうした原因を意識しながら、少しずつ日常の現場で訓練していくことが大切です。アサーション権については、勝原らが、「あなたも私も、ともにもっている権利」として、看護職を対象に研究した結果をもとに9つ挙げ、具体的な演習方法についてもまとめています（表2）[6]。

引用文献
1. マジョリー・F・ヴァーガス：非言語的コミュニケーション〈新潮選書〉. 石丸正 訳. 新潮社, 東京, 1987.
2. 望月由紀：日本の看護研究における共感概念についての検討. 千葉大学看護学部紀要 2007：29：1-8.
3. 久保田聰美：実践ストレスマネジメント「辞めたい」ナースと「疲れた」師長のために. 医学書院, 東京, 2010.
4. 平木典子, 野末聖香, 沢崎達夫：ナースのためのアサーション（アサーション・トレーニング講座）. 金子書房, 東京, 2002.
5. 平木典子：自己カウンセリングとアサーションのすすめ. 金子書房, 東京, 2000：110-123.
6. 勝原裕美子：Beアサーティブ！ 現場に活かすトレーニングの実際. 医学書院, 東京, 2003：33.

「人材育成・キャリアディベロップメント」の考え方

久保田聰美

組織とスタッフのための人材育成

人材育成も、人材のマネジメントという視点で、看護管理者の大事な仕事の一つです。組織をよりよいものとするために、管理者はスタッフの能力開発を対象者別に、目的、教育方法などを考えて行う必要があります。

組織が望む人材と個々のスタッフがめざすキャリアを調整していくことが、看護管理者には求められます。

ナースのキャリア観の広がり

ナースは昔から女性の職業の代表格ですが、生活の糧としてナースという職業を選んで働いている人、看護の専門性を追求し、認定コースや大学院にまで進学してナースという職業の専門性を重視して働いている人などさまざまです。ただ、ここで注意しないといけないのは、生活の糧として働くナースのなかにも、自らの職業に誇りをもって働いている人が多いですし、高学歴のナースであっても「ナースなんて」という思いで仕事をしている人もいるという現実です。近年、日本におけるナースの社会的立場に変化がみられ、ナースとしての「キャリア」に関する思いも多様な広がりをもち始めてきています。

働く女性が職業を継続していくなかでは、結婚・出産・子育て・介護という家庭と仕事の両立など、さまざまな場面でキャリア継続にかかわる課題が押し寄せてきます。昨今では、このような問題は「ワークライフバランス」という表現で議論されますが、ナースは圧倒的に女性が多いためか、こうした問題は永遠の課題のような気がします。

しかし、近年増加傾向にある男性看護師にとっても、ワークライフバランスは大切な問題です。最近では、組織のトップの男性が育児休暇をとることの是非が議論され、「イクメン」という言葉が生まれるほど、男性の育児参加や家事参加が検討・推奨される社会背景があります。ワークライフバランスやキャリア継続の問題は、性差や学歴という枠組みを外したうえで考えたほうがよいかもしれません。

キャリアはデザインするもの

シャイン(Schein EH)[1]の「キャリアはアップでもダウンでもなくデザイン」という言葉は、キャリアは決して上下にだけ移動するものではなく、その意味づけ次第で、水平展開も斜め方向への寄り道もありうるという、豊かで意味深いものになる可能性を示唆しています。

「キャリア」という言葉がもつ本来の意味は、ホール(Hall DT)の「人の生涯にわたり、仕事に関連した諸処の体験や活動を通して個人が自覚し得る態度や行動のつながり」[2,3]という定義からもわかるように、上昇志向の人たちが上をめざすことだけを指しているのではないはずです(表1)。

ナースの領域でいえば、管理者をめざす人、認定看護師や専門看護師などのコースをめざす人、そこまでいかなくても、積極的に研修会や学会に参加して自己研鑽に励む人……。そんな人たちに「キャリアアップ」という表現を用いることが多いことが、「キャリア」の意味に誤解を生んでいる傾向があるようです。

つまり、地味だけれどコツコツと努力して、

表1	キャリアの意味のとらえ方（ホール）

> 1. **昇進・降格というとらえ方**
>   職位の上下移動を指す（主に師長、主任といった組織上の職位を指す）
> 2. **ある種の専門職の型ととらえる見方**
>   専門職においては体系的なステップアップがあると考えられるが、看護職にはあてはまらない
> 3. **生涯にわたる職業経歴ととらえる見方**
>   経歴そのものを指し、職業・レベルは関係しない
> 4. **役割に関連した諸経験の生涯にわたる連続としてとらえる見方**
>   職や活動の連続して経験する道筋で、その人の仕事の歴史を指す

Hall DT : Career in organization. Scott Foresman and Company, Glenview, 1976：1 - 7.
勝原裕美子：論点1：キャリアとは何か．井部俊子，中西睦子 監修，看護管理学習テキスト 第4巻 看護における人的資源活用論，日本看護協会出版会，東京，2004：4 - 5.
上記2文献を参考に作成

日々ていねいなケアを大切にしているナース、独身時代のように研修会に出る時間は少なくなっても、育児も仕事も全力投球でがんばるナース、こうしたナースにも「キャリア」の問題は等しく存在します。臨床現場では、エキスパートやスペシャリストに光があたりがちですが、本当に大切なスタッフは、こうしたジェネラリストかもしれません。

たがいのキャリアを
尊重し合えるしくみづくり

ジェネラリストのなかにも「子育て中」であることを既得権のように主張したり、独身ナースばかりに超過勤務や時間外の役割が回ってくる、といったことに被害者意識を感じたりする人がいます。さまざまな認定資格を取得したナースにも、自分の立場を何か勘違いしているのではないかと思う人が少なくありません。そうしたことが先行してしまっては、職場はギスギスしてしまいます。こうしたスタッフがいる現実に目を向けつつも、キャリアの本来の意味を冷静に見つめ、たがいのキャリアを尊重し合

えるしくみが大切です。そのしくみのなかで、スタッフ一人ひとりの「キャリア」に対する価値観を尊重しながら、各部署にとって必要な人材、組織にとって大切なナースを育成していく役割が、看護管理者に求められているのです。

＊

「人材」という語は「才能があり、役立つ人物」という意味で、「材」には「生来の能力」「役立つべきもの」という意味がありますが、最近では、組織にとって人は「価値のあるもの」「宝」であるという意味を強めて「人財」という漢字が使われる傾向にあります。本書では、「人財」の意味を含めて、一般的に浸透している「人材」の語を用いています。

引用文献
1. シャイン EH：キャリア・ダイナミクス．二村敏子，三善勝代 訳：白桃書房，東京；1991：38-50．
2. Hall DT：Career in organization. Scott Foresman and Company, Glenview，1976：1 - 7．
3. 勝原裕美子：論点1：キャリアとは何か．井部俊子，中西睦子 監修：看護管理学習テキスト 第4巻 看護における人的資源活用論，2004：4 - 5．

参考文献
1. 勝原裕美子：看護師のキャリア論．ライフサポート社，横浜，2007．
2. 草刈淳子：看護管理者のライフコースとキャリア発達に関する実証的研究．看護研究，1996；29(2)：31-46．
3. 金井篤子：キャリア・ストレスに関する研究－組織内キャリア開発の視点からのメンタルヘルスへの接近－．風間書房，東京；2000：12-15，16-21．

「ストレスマネジメント」の考え方

久保田聡美

ストレスマネジメントとは

　臨床現場で働くナースのまわりには、ストレスがあふれています。日々増えるばかりの業務、業務以外の委員会活動、対応困難な患者さんとその家族、医師や他職種との人間関係、同僚・先輩・上司・部下（スタッフ）との人間関係、割に合わない報酬など……数えあげればきりがありません。おまけに多くの部下のスタッフは、そうしたストレスフルな状況に対して「師長（主任）！　なんとかしてくださいよ」と訴えてきて、看護管理者のさらなるストレスを増やしてくれます。

　そんな悪循環を断つためには、まずは自分で自分の周囲にあるストレスを整理することが重要です。それぞれの事例の抱える背景や構造的な問題を視野に入れつつ要因を整理し、次に出合う事例にも経験で培った自分流の視点でのストレス整理法を生かしていく。さらに、そうやって整理する枠組みをより明確にしていく過程が、効果的なストレスマネジメントへの道ともいえるでしょう。そのストレスを整理する視点を与えてくれる基本的な理論を紹介します。

ストレスとは

　まず、ストレスとは何かを考えてみましょう。ストレスの定義は諸説ありますが、大きく2つの流れがあります。一つはセリエ（Selye H）に代表される、ストレスを直線的な因果関係の考え方による「外的刺激要因に対する生体の防御反応」としてとらえる医学的モデルです。

　もう一つは、ラザルス（Lazarus RS）に代表される、ストレス刺激の有害性・脅威さを見積もる一次評価と、ストレスをコントロールでき

るかどうかを見積もる二次評価という双方向的な処理過程としてのプロセスを重視した心理学的相互作用モデルのストレスコーピング理論です。

1. セリエ・NIOSHの医学的モデル

　会社の経営状態が悪くなると血糖値が跳ね上がる糖尿病を患う社長や、試験になると胃が痛くなる学生の話は、よく聞くことです。セリエは、こうしたストレスを引き起こす要因を「ストレッサー」（この場合、経営不振や試験）、その結果として引き起こされる反応を「ストレス反応」（この場合、血糖上昇や胃痛）と呼びました。セリエの定義は、どんなストレッサーもすべての人において同様の反応を起こす（非特異的反応）というものでした。

　しかし、糖尿病を患うすべての社長の血糖値が経営不振のたびに必ず上がるとは限らないし、試験になると学生すべてが胃痛を起こすわけでもありません。この状態への説明として、個人差や緩衝要因などを組み込んだ形で発達してきたものの一つが、NIOSH（National Institute for Occupational Safety and Health）の職業性ストレスモデル[1]です（図1）。

2. ラザルスのストレスコーピング

　それでは、経営状態が悪化しても血糖値が上がらない糖尿病を患う社長や、試験でもストレス反応どころか平然としている学生には、何のストレスもないのでしょうか？　そうした疑問に答えるもう一つの流れが、ラザルスに代表される心理学的相互作用モデルです。

　小杉らは、ラザルスの心理学的相互作用モデルを基盤として、職場でのストレスを包括的心理ストレスモデル（図2）でこの疑問について説明しています。

図1　NIOSHの職業性ストレスモデル

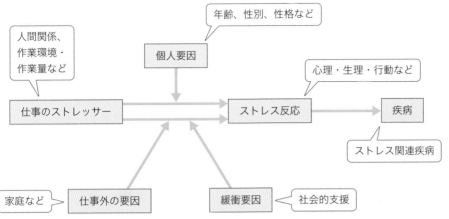

Hurrell JJ Jr, McLaney MA : Exposure to job stress-A new psychometric instrument. Scand J Work Environ Health 1988；14(suppl I)：27-28.
原谷隆史：第8回NIOSH職業性ストレス調査票. 産業衛生学雑誌 1998；40：A31. より改変して転載

図2　包括的心理ストレスモデル(小杉：1999)

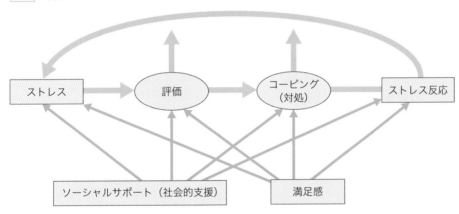

小杉正太郎 編著：ストレス心理学. 川島書店, 東京, 2002：191. より改変して転載

　ストレスとは「その人自身が環境との関係において、負担や脅威を感じ、"対処(コーピング)"が必要だと"評価"されるもの」だと述べています。その評価や対処に影響を与える要因として、周囲の支援などの"ソーシャルサポート(社会的支援)"と、仕事などでの生活における"満足感"があり、対処した結果として出てきたストレス反応も、次のストレスへの対処をする際に過去の経験として影響を与えるとされています。

　つまり、ストレスというと悪いことばかりのようなイメージがありますが、うまく対処できれば過去の成功体験として、次のストレスをうまくマネジメントすることにつなげることがで

きます。「重大なストレスとは、時には危機とも呼ばれるもの」ではありますが、一方では「自分たちがそれまでもっていると思ったこともない適応的な対処の原動力を引き出してくれるもの」[4]でもあるのです。

引用文献
1. 原谷隆史：第8回NIOSH職業性ストレス調査票. 産業衛生学雑誌 1998；40(2)：A31-32.
2. Hurrell JJ Jr, McLaney MA : Exposure to job stress-A new psycho metric instrument. Scand J Work Environ Health 1988；14(suppl I)：27-28.
3. 小杉正太郎 編著：ストレス心理学. 川島書店, 東京, 2002.
4. リチャード S. ラザルス, スーザン・フォルクマン 著, 本明寛, 春木豊, 織田正美 監訳：ストレスの心理学─認知的評価と対処の研究. 実務教育出版, 東京, 1991.
5. 久保田聰美：実践ストレスマネジメント「辞めたい」ナースと「疲れた」師長のために. 医学書院, 東京, 2010.

「リーダーシップ」の考え方

渡邊千登世

リーダーシップとは

リーダーシップとは、「人々が集団の目標へと進んで努力するように、人々の活動（行動）に影響を及ぼすこと」といわれています。多くの定義に共通するキーワードは、与えられた状況で目標を達成するために、集団もしくは個人に対して影響を及ぼすプロセスといえます[1]。

看護管理者は、看護管理において適切なリーダーシップをとって、組織の目標を効果的に達成することを常に意識していると思います。それでも、毎日の業務のなかで「リーダーとして必要な資質は何か」「リーダーシップの本質とは何か」「どのような行動が真のリーダーといえるのか」と悩み、自問自答することも多いでしょう。その答えを出すことは難しいですが、リーダーシップの研究者たちがつくってきた理論を参考に、自分が所属する集団で、自分なりのリーダー経験を積み重ね、自分なりの答えを考えることが大切だと思います。

いくつかリーダーシップ理論を挙げますので、これらを手がかりに、あなたの経験としっくりする理論をみつけて、自分なりのリーダーシップ理論を考えてみてください。

リーダーシップ理論

リーダーシップ理論には、①リーダーが備えるべき身体的・心理的特徴を分析した「リーダーシップ資質論（特性論）」、②リーダーシップの型によって部下がどのような行動パターンをとるのかを分析した「リーダーシップ類型論（行動論）」、③組織構造や技術環境、リーダーの置かれている社会的状況など、さまざまな状況に重点を置いて、環境とリーダーシップスタイルの適合性を分析した「リーダーシップ状況論（条件適応理論）」などがあります。近年では、変革型リーダーシップ理論などが展開されています（ 表1 ・ ⇒p.18 コラム「変革型リーダーシップ」）。

ここでは、代表的な理論である、リーダーシップ類型論（行動論）のPM理論とリーダーシップ状況論（条件適応理論）のSL理論を紹介します。

表1　リーダーシップ理論の変遷

リーダーシップ資質論（特性論）	1940年代以前。リーダーシップは生来備わっているものと考え、優秀なリーダーの特性を導き出そうとした。ストッグディル（Stogdill R）の特性論など
リーダーシップ類型論（行動論）	1940年代後半〜1960年代中ごろ。リーダーの行動の仕方と部下の行動のパターンの関連を分析したもの。レヴィン（Lewin K）のリーダーシップ類型論（p.117）、三隅二不二のPM理論など
リーダーシップ状況論（条件適応理論）	1960年代後半〜。リーダーシップの有効性に関与するリーダーの特性や行動と状況の関係の分析をしたもの。ハーシィとブランチャードのSL理論、ハウス（House R）のパス・ゴール理論など
変革型リーダーシップ理論	1980年代以降。変革実現のためのリーダーシップのあり方・特性を追求したもの。ビジョンを重要視している。コッター（Kotter JP）のリーダーシップ論（p.18）など

◖ 1．PM理論

　PM理論は、集団機能という観点からリーダーシップを類型化した理論で、社会心理学者の三隅二不二によって1966年に提唱されました。三隅はリーダーシップを科学的・実証的に分類するために、第一線の現場監督者のリーダーシップ行動から情報収集して、リーダーがどの程度リーダーシップを発揮しているかを測定する尺度としてまとめました。

　PM理論によると、集団の機能は一般的に、P機能（performance function：目標[課題]達成機能）とM機能（maintenance function：集団維持機能）によって成り立っています。

　P機能は目標設定や計画立案、メンバーへの指示などによって目標を達成する能力であり、M機能はメンバー間の人間関係を気遣って良好に保ち、集団のまとまりを維持する能力です。そして、リーダーのP機能とM機能の2つの能力要素の強弱により、リーダーシップを4つ（PM型、Pm型、pM型、pm型）に分類して評価します（図1）。

　①PM型（P・M機能がともに高い）：生産性を高めて目標を達成する力があり、集団のまとまりを維持する力もある。リーダーシップの理想的なスタイル。

　②Pm型（P機能が高く、M機能が低い）：生産性を高めて目標を達成することができるが、集団のまとまりを維持する力が弱い。

　③pM型（P機能が低く、M機能が高い）：集団のまとまりを維持する力はあるが、生産性を高めて目標を達成する力が弱い。

　④pm型（P・M機能とも低い）：生産性を高めて目標を達成する力も、集団のまとまりを維持する力も弱い。

　今の自分はどのタイプであるかを分析し、足りない部分を強化してバランスをとっていくことが大切です。

図1　**PM理論の分類**

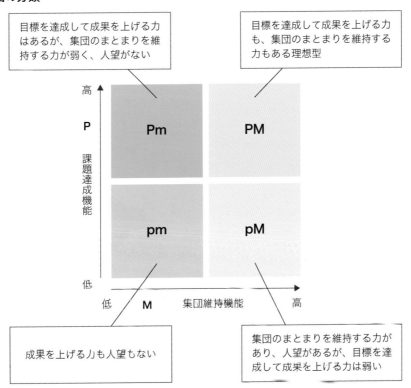

目標を達成して成果を上げる力はあるが、集団のまとまりを維持する力が弱く、人望がない

目標を達成して成果を上げる力も、集団のまとまりを維持する力もある理想型

高

P

Pm　PM

課題達成機能

pm　pM

低

低　M　集団維持機能　高

成果を上げる力も人望もない

集団のまとまりを維持する力があり、人望があるが、目標を達成して成果を上げる力は弱い

◀ 2．SL理論[2]

SL理論（situational leadership theory：状況対応リーダーシップ）は、ハーシィとブランチャード（Hersey P & Blanchard KH）によって1977年に提唱されました。「リーダーシップには唯一最善のリーダーシップスタイルなど存在せず、発揮する状況に左右される。そのため、状況を見きわめることが重要であり、リーダーは状況に合わせた行動をとることで効果的なリーダーシップがとれる」という考え方の理論です。リーダーシップをとるさまざまな状況のなかでも、フォロワー（部下）のレディネス（特定課題の達成に対する能力と意欲の程度）に焦点をあてています。

フォロワーのレディネスによってリーダーが与える指示・指導の量（課題行動＝指示的行動）と連帯的支援（関係行動＝協労的行動）の量を変えることにより、リーダーシップの有効性を高められることを示しています。

フォロワーのレディネスレベルは 図2 下表に示す４つのパターン（R１〜R４）に分類でき、リーダーシップスタイルも指示的行動と協労的行動を２つの軸とした４つのパターンに分類できます（ 図2 上図）。

フォロワーのレディネスに応じた有効なリーダーシップスタイルは、 図2 の上図と下表を対応させてまとめると 表2 のようになります。フォロワーのレディネスが高い場合には、課題を遂行するために責任を委譲する委任的リーダーシップが有効であり、フォロワーのレディネスが中程度の場合は、協労的行動と指示的行動のバランスによって参加的または説得的リーダーシップが有効で、レディネスが低い場合は、具体的に指示する教示的行動が有効であることを示しています。

引用文献
1. 金井壽宏：リーダーシップ入門．日本経済新聞社，東京，2005．
2. ポール・ハーシィ，ケネス・H．ブランチャード，デューイ・E．ジョンソン著，山本成二，山本あづさ 訳：入門から応用へ 行動科学の展開［新版］―人的資源の活用―．生産性出版，東京；2000．

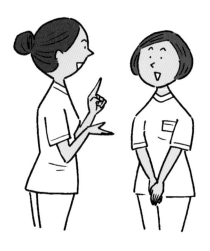

図2 SL理論

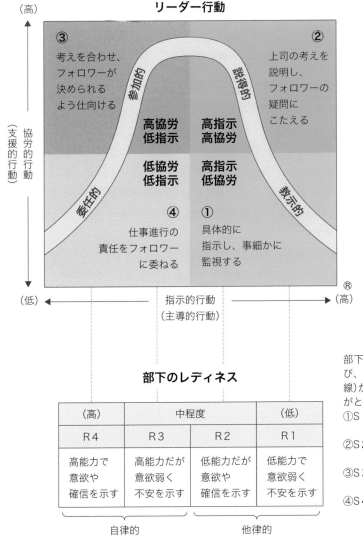

ポール・ハーシィ，ケネス・H．ブランチャード，デューイ・E．ジョンソン 著，山本成二，山本あづさ 訳：行動科学の展開[新版] 入門から応用へー人的資源の活用ー．生産性出版，東京，2000：313．より引用

部下のレディネスを下表のR1〜4から選び，そこから上図に向かって延ばした線（点線）が上図の曲線とぶつかる区域が，リーダーがとるべきリーダーシップスタイルである。

①S1　教示的：具体的に指示を与えて、密着した監督を行う。

②S2　説得的：決定した内容を説明し、疑問に答える。

③S3　参加的：考えを出し合い、決定を促進する。

④S4　委任的：決定と実施の責任を委ねる。

表2 フォロワーのレディネスに応じた有効なリーダーシップスタイル

フォロワーのレディネスレベル	適切なスタイル
R1	①S1　教示的：高指示－低協労
R2	②S2　説得的：高指示－高協労
R3	③S3　参加的：高協労－低指示
R4	④S4　委任的：低協労－低指示

変革型リーダーシップ

　変革型リーダーシップは、1988年にコッター（Kotter JP）によって発表されました。コッターは、リーダーシップの"スタイル"ではなく、リーダーシップの"質"が重要であると述べています。また、リーダーシップとマネジメントの差異について、「マネジメントは複雑な環境にうまく対処することであり、リーダーシップは変革を推し進める力量である」[1]と、明言しています。このようなリーダーシップとマネジメントの異なる機能は相互に補完し合うものであり、マネジャーには両方の機能が求められますが、特に変化のスピードが速い現代において重要性を増しているのはリーダーシップの機能である点を強調しています。

　そして、変革を推し進めて成功に導くためには、表に示した8段階のプロセス[1]を経るということ、それぞれのステップは短期間に達成できるものではなく、またステップの一部を省略すると時間は短縮できても満足する成果は上げられないと言っています。

（渡邊千登世）

表　コッターの変革理論の8段階

	段階	活動	新たな行動
準備を整える	第1段階	危機意識を高める	「やろう。変革が必要なんだ」互いに話し始める。
	第2段階	変革推進チームをつくる	大規模な変革を先導するだけの力のあるチームが編成され協力し始める
すべきことを決定する	第3段階	変革のビジョンと戦略を立てる	変革チームが適切なビジョンと戦略を掲げる
行動を起こす	第4段階	変革のビジョンを周知徹底する	周りが変革を維持するようになり、それが行動となって現れ始める
	第5段階	自発的な行動を促す	ビジョンに基づいて行動できると感じ、実際に行動できる人が増える
	第6段階	短期的な成果を実現する	ビジョンの実現に向けて動き出す人が増えるにつれ、勢いがつく、変革に抵抗する人は減る
	第7段階	気を緩めない	変革の波を次々と起こし、ビジョンを達成する
変革を根付かせる	第8段階	変革を根付かせる（新しい文化を築く）	伝統が重石となり、変革リーダーが交代しようとも勝利をもたらす新たな行動を続ける

引用文献
1. ジョン P. コッター 著，DIAMOND ハーバード・ビジネス・レビュー編集部，黒田由貴子，有賀祐子訳．：第2版 リーダーシップ論―人と組織を動かす能力．ダイヤモンド社，東京，2012．

サーバント・リーダーシップ

　サーバント・リーダーシップは、1970年にグリーンリーフ（Greenleaf RK）が提唱した実践哲学です。「サーバント」という言葉は通常、「使用人」や「召使い」という意味ですが、サーバント・リーダーシップの考え方では「尽くす人」や「奉仕する人」という意味です[1]。

　従来のリーダーのように、地位や権限の威力によってフォロワー（部下）がついてくるだけのものならそこに真のリーダーシップは存在せず、リーダーは「まず相手に奉仕し、その後相手を導くものである」[2]という考え方に基づいています。つまり、リーダーは部下を支配するのではなく、リーダーが深く信じているミッション（使命）や描いているビジョンに共感し、信頼を寄せ、それをともに実現しようとするフォロワーに対して支援、奉仕することで目標を達成するというあり方を示しています。

　サーバント・リーダーシップでは、まず個々のフォロワーに焦点をあてて話を傾聴、共感し、それぞれの能力を引き出しながら個々のフォロワーに適した方法で組織全体の目標達成に向けて示唆するため、個人および組織の成長と調和が図られます。

　米国グリーン・リーフセンター前所長であるスピアーズ（Spears LC）は、サーバント・リーダーの属性として、表の10項目を挙げています[2]。

（渡邊千登世）

表　サーバント・リーダーシップの属性

①傾聴	⑥概念化
②共感	⑦先見力・予見力
③癒し	⑧執事役
④気づき	⑨人々の成長にかかわる
⑤説得	⑩コミュニティづくり

引用文献
1. 池田守男、金井壽宏：サーバント・リーダーシップ入門. かんき出版、東京、2007.
2. NPO法人日本サーバント・リーダーシップ協会ホームページ.
　 http://www.servantleader.jp/（2022/9/26アクセス）

「変革・改善」の考え方

渡邊千登世

組織の変革・改善に使われる理論

　私たち看護管理者は、なぜ組織の変革を意識しなくてはならないのでしょうか？　医療の世界のみならず、私たちを取り巻く社会は時代の流れとともに変化しています。そのなかで看護を必要とする人々のニーズも変化しています。組織のしくみや仕事の仕方が旧態依然としていては、このようなニーズの変化に対応ができず、さまざまな摩擦が生じます。

　看護管理者は、その時々の状況を把握し、よりよい看護ケアを提供するしくみや方法はどうあるべきかを考え、意識的に変化を起こしていかなくてはなりません。まずは、組織の変革の過程を理解して、変化の起こりかた、変化への抵抗などについて考えてみましょう。

レヴィンによる変革の過程

　レヴィンによれば、変革は「解凍」「変化」「再凍結」の3つの過程を経てなされます。

1．第1段階：解凍

　第1段階の「解凍（unfreezing）」は、「溶かす」プロセスといわれます。スタッフが変化に対して準備ができるように働きかけることです。スタッフに新しいしくみや行動の必要性を理解してもらい、従来からのやり方や伝統から決別してもらわなければなりません。この段階では、変化しようとする推進力に対して現状を維持しようとする抑止力が働きます。スタッフの心理的な抵抗を理解し、抑制力が最小限になるように働きかけつつ、一方では変化への動機づけを行います。

2．第2段階：変化

　第2段階は、「変化（change）」です。新しい行動基準や考え方を学習してもらう段階ですが、混乱と転換の時期でもあります。変革に反対していた人のフォローをし、変革が計画どおりにいくように詳細を確認し、必要な軌道修正を行っていかなくてはなりません。

3．第3段階：再凍結

　第3段階は「再凍結（refreezing）」と呼ばれ、導入した新しい変化をスタッフに定着化させ、慣習化する段階です。この段階では、新しい行動基準や考え方を定着させるために、絶えず新しい行動や考え方を強化し、奨励するように心がけます。

変化のサイクルレベル

1．変化（変容）の4つのレベル

　ハーシィとブランチャードは、『行動科学の展開』[1]のなかで、組織の生存は変容にかかっているとし、人間の変化（変容）を「①知識の変化」「②態度の変化」「③（個人）行動の変化」「④集団行動ないしは組織行動の変化」という4つのレベルでとらえました。各レベルの変化を圧力や屈服なく起こさせるのに必要な所要時間（必要時間）を横軸、相対的な困難度を縦軸に表したのが 図1 です。集団行動が変化するには最も時間がかかり、困難度も高いということです。

2．参画的変化サイクルと規制的変化サイクル

　また、彼らはこの変化が起こる順番から、参画的変化サイクルと規制的変化サイクルの型を

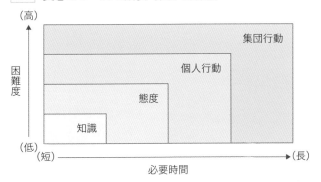

図1　変容のレベルと所要時間、困難度

ポール・ハーシィ，ケネス・H. ブランチャード，デューイ・E. ジョンソン 著，山本成二，
山本あづさ 訳：入門から応用へ 行動科学の展開[新版]－人的資源の活用－，生産性出版，
東京，2000：6．より引用

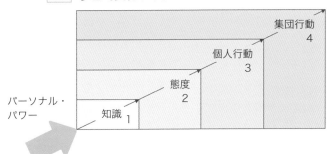

図2　参画的変化サイクル

ポール・ハーシィ，ケネス・H. ブランチャード，デューイ・E. ジョンソン 著，山本成二，山本あ
づさ 訳：入門から応用へ 行動科学の展開[新版]－人的資源の活用－，生産性出版，東京，2000：
391．より引用

考えました。

①参画的変化サイクル（図2）

　参画的変化サイクルは、リーダーが個人もし
くは集団にまず新しい知識を与えることから始
まります。その知識の情報は、受け入れられれ
ば個人の好意的な態度を導き、個人は成し遂げ
なくてはならない目標に向けて新たな行動を取
り始めます。これが集団に影響を及ぼし、メン
バーのほとんどが好ましい行動へと定着化する
という順番で変化します。

　この型の変化サイクルでは、個人や集団を巻
き込み参画してもらうことになりますので、
リーダーのパーソナルパワー（人格力、情報力、
専門力）が影響します。複雑な問題に時間をか

けて対応する場合や、意欲が高く、知識・経験
豊富な集団に対して適しています。個々が参加
することにより変化の導入に好意的になり、一
度受け入れられると持続性があります。

②規制的変化サイクル（図3）

　規制的変化サイクルは、集団へ変化について
の指示・命令を下すことから始まります。この
型では、リーダーはポジションパワー（規制力・
コネクション力・報酬力・公権力）を用います。
リーダーが全組織に変化を課し、これが個人に
も影響します。変化に対して支持だけではなく、
ときには反感が生まれることもありますが、最
終的には新しい個人行動から変化に関する知識
を得て支持（態度）をするという参画的変化のよ

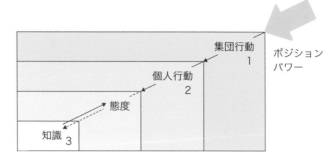

図3 規制的変化サイクル

集団行動
1

個人行動
2

態度

知識 3

ポジション
パワー

ポール・ハーシィ，ケネス・H. ブランチャード，デューイ・E. ジョンソン 著，山本成二，山本あづさ 訳：入門から応用へ 行動科学の展開［新版］－人的資源の活用－．生産性出版，東京，2000：391．より引用

うな方向が生まれるように導きます（図3 の点線の矢印部分）。参画的変化サイクルとは逆の、集団の行動から個人の行動、態度、知識へと影響を及ぼすサイクルは、緊急に変革しなくてはならない問題に対処する場合や、リーダーに依存的で成熟度の低い集団には適しています。また、例えば感染症のパンデミックに対応する場合のような、素早く変化を起こさなくてはならない状況で用います。

変化への抵抗

　組織はそもそも保守的な性質があり、変化には常に抵抗があるものと思いましょう。抵抗があることを常に予測し対処することが、リーダーに求められます。また、個人も「新しいものに対する漠然とした不安」「慣れ親しんだシステムが変わることで失敗する不安」「知識や

技術を新しく学ぶことへの限界」「職位を失う危機感」「安全の喪失感」など、いろいろな原因で変化に抵抗を感じることがあります。スタッフが変化を受け入れるために、管理者はスタッフに率直に接し、変化への不安を取り除き、安心感を与えることが重要です。スタッフが変化についていけるように、教育・研修などでフォローすることなどを確約します。このときに重要なのは、現状に居心地のよさを感じているスタッフに対し、現状を否定するようなことは言わないことです。現状のよさを認めながらも、変化すればもっと快適になることを提示します。

　変化が定着するには時間がかかります。小さなことでもその変化による改善の積み重ねがスタッフの変化の受容につながっていきます。

引用文献
1. ポール・ハーシィ，ケネス・H. ブランチャード，デューイ・E. ジョンソン 著，山本成二，山本あづさ 訳：入門から応用へ 行動科学の展開［新版］－人的資源の活用－．生産性出版，東京；2000

エンパワーメント

1．エンパワーメントとは

　エンパワーメントという言葉には、「元からもっている力を取り戻す」いう意味があり、社会福祉、医療、教育など、さまざまな領域で用いられていますが、他方、「権限委譲」という意味もあります。マネジメントで用いる場合には、「権限委譲されたことに関して、組織のメンバーが自律的に行動できるように促すこと、それに対して支援すること」という意味で用いられることが多いでしょう。

　看護管理者が組織の目標を示し、目標を達成するうえでスタッフの自主的な判断に委ねていくこと、および看護管理者が具体的な指示や解決策を示すのではなく、スタッフ自らが目標達成のための問題や課題を見いだし、それらを遂行するために必要な能力開発ができるような環境を整えることが、エンパワーメントです。

2．エンパワーメントの成功要件

　医療を取り巻く環境の変化がスピードを増している状況では、スタッフの自律的行動を促し、支援することは重要です。看護管理者のリーダーシップのなかでエンパワーメントを成功させるには、表のような要件があります。

（渡邊千登世）

表　**エンパワーメントの成功要件**

1．組織の目標を明確にし、組織がやらなくてはならないことをスタッフが理解できるよう、明確に示すこと
　　→目標達成のための具体的な行動を自ら考えられるように支援したうえで権限を委譲する
2．それぞれのスタッフの能力を見きわめ、スタッフが自分の力が十分発揮できるような業務に関する権限委譲を行い、やりがいを感じられるように内発的動機づけを行っていくこと
3．目標管理を行いながら、行為の結果について適正な評価を行うこと

「組織風土・組織文化」の考え方

久保田聡美

組織文化のマネジメント

　師長や主任といったミドルマネジャーにあたる立場の看護管理者がマネジメントする対象はいろいろです。人、モノ、カネ、情報、時間、組織文化と挙げられますが、最も厄介なのが組織文化といえるでしょう。「組織は人なり」といわれますが、その「人」のマネジメントさえままならないのに、長い年月をかけて人によって培われた組織文化をマネジメントし、よりよい方向に変革していくことは並大抵のことではありません。だからこそ、あなたのマネジメント力が問われる場面ともいえます。

共通の目標をもつこと

　組織は、学問領域によって多様な視点で定義されています。しかし「共通の目標」をもっているという点では一致しています。つまり人は、一人でできることには限りがあります。そして、それぞれの思いを抱いた人々が集まった状態は、まだ集団に過ぎません。人が集団になって「共通の目標」をもって、一定の「構造」をもつ形にしていく過程が「組織化」です。その組織化を意識的に行っていくことが、マネジメントとも

いえるでしょう。

　「もしドラ」という流行語を生んだベストセラー小説「もし高校野球の女子マネージャーがドラッカーの『マネジメント』を読んだら」(岩崎夏海著、ダイヤモンド社)の主人公・高校野球部の女子マネージャーのみなみも、ドラッカーの「顧客は誰か」という問いに出合い、自分たちのチームの「共通の目標」を再認識したのです。それまでは、ぼんやりとしていた目標を「甲子園に出場する」という明確な共通の目標に変えて掲げ、その目標に向かって野球部を組織化し、マネジメントしていくことにより単なるチームから組織へと変貌を遂げ、野球部が強くなるという成果を得られたといえます。

"WIN-WIN関係"をめざす

　組織は、人から成り立つ血の通った人間の組織(human organization)であると同時に、共通の目標をもった仕事のための組織(work organization)でもあるのです。私たちが働くうえでの労働環境はとても大切ですが、その労働環境は私たちの病院が「質の高い医療」を提供していく環境であることを忘れてはいけません。どちらかを優先するのではなく、私たちにとって働きやすい快適な職場環境が、患者さんやそ

図1 WIN-WIN関係

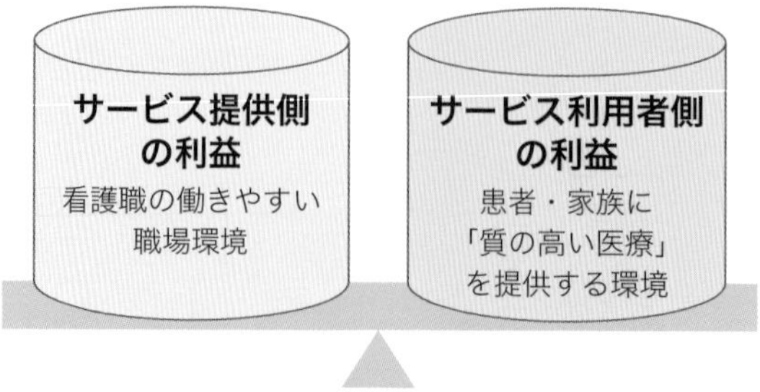

サービス提供側の利益
看護職の働きやすい職場環境

サービス利用者側の利益
患者・家族に「質の高い医療」を提供する環境

サービス提供とサービス利用者の相互利益となる関係を築く。

の家族にとってもよい環境となる"WIN-WIN関係"をめざしていくことが大切です（図1）。

組織風土・組織文化の定義

「組織風土」と「組織文化」はよく似通った意味で使われますが、少しニュアンスが違います。田尾によれば、組織風土（organizational climate）は「組織について、中のメンバーや外のクライエントが感じる雰囲気。規範的な意義は乏しいので、組織文化とは区別されるべきである」[1]とされています。一方、組織文化（organizational culture）は「メンバー相互に共有されている行動様式。外からは1つのまとまりのある枠組みとして、他の組織と区別される。強力な文化。つまり、メンバーの多数によって内面化されるほど、彼らの判断や行動を制約するようになる」[1]とされ、組織風土と組織文化は意識的に区別して定義づけられています。

つまり、組織風土はなんとなく感じる雰囲気程度のものですが、組織文化となるとそこにいるメンバーの行動規範となるほどの明確なパワーをもっているようです。

「組織文化」で使われる理論

では、それだけ強固な組織文化はどのように醸成されるのでしょうか？　図2には、組織内のさまざまな要因が個人に影響して心理的な組織風土ができ、それが認知マップとなり、徐々に個人の行動まで規定していく過程が示されています。

転倒に関するインシデントレポートの提出を例に考えてみましょう。組織としての基本的なルールを決めていても、病棟間で提出に微妙な差はありませんか？　職種間で差があることも多いかもしれませんが、どこの病院組織でも看護部の提出率は高いようです。

しゃがみ込んでいる患者さんを見つけただけでも転倒の可能性があると提出する部署もあれば、転倒という明確なイベントが起こってから提出する部署もあるというばらつきをもつ病院があるとしましょう。その病院の医療安全委員会の「共通の目標」をどこにもっていくのかによって影響を受けます。「転倒ゼロの環境」をめざしていたはずが、そのときの関係者のフィードバックや報告書への対応次第で「転倒に関するインシデントレポート数ゼロ」をめざすという認知マップができあがる恐れがあります。その認知マップが修正されなければ、医療安全委員会が繰り返し「転倒ゼロの環境」という目標を掲げても、硬直した組織のなかでは本来の目標は共有されません。

図2　**組織風土と行動**

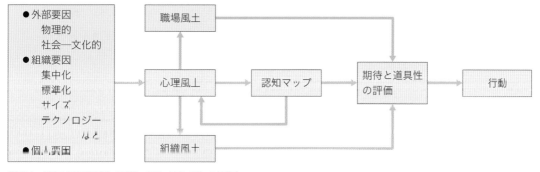

田尾雅大：組織の心理学［新版］．有斐閣，東京，1999：193．より引用

認知マップにズレのない
マネジメント

　組織文化という形ができあがってしまうと、なかなか変革は難しいものです。組織風土から組織文化が醸成される過程を理解して、組織にとっての「共通の目標」を常に意識して、認知マップにズレがないようにマネジメントしていくことが大切です。

　目標達成のためには、組織の個々の成員（スタッフ）に自律的に行動できる力を与えることも重要です。管理者の役割は、スタッフが自律的に行動しながらも、全体が共通目標に向かって統一されるように支援することです。目標のために、すべきこととすべきでないことを明確にして、個々の能力に合った権限を委譲していくようにします。

引用文献
1. 田尾雅夫：組織の心理学［新版］，有斐閣，東京，1999：241.
2. 田尾雅夫：組織の心理学［新版］，有斐閣，東京，1999：193.

COLUMN

業務効率化のために「ムダ・ムラ」をなくすには

　業務のムダ、ムラは、過去から慣習的に引き継がれたもののなかに潜んでいることが多いといえます。「なぜこの業務が必要か」という目的を明確にしないまま、ルーチンワークとして脈々と引き継がれ、「本当にこの方法が適切なのだろうか？」という疑問をもつことなく行われているような業務にムダが存在しています。

　例えば、継続受け持ち看護を行っている部署で、患者さんに処方されているすべての経口薬の残数確認を、遅番業務担当の看護師が時間をかけて行っていたという例があります。看護師が受け持ち患者さんの服薬手順に則って確認を行っているにもかかわらず、機能別看護で行っていた業務がそのまま残っていたのです。受け持ち看護師が服薬ごとにダブルチェックを行って確認して投薬しているのに、この業務ははたして必要でしょうか？　つまり、ムダとは同じ業務を2度行ったり、必要以上に手間をかけたりすることです。

　一方、ムラは、時間・労力などのムダがばらつきながら生じていることです。ケアの質のばらつきをなくしながら効率を保っていくためには、標準化を心がけることが必要です。看護手順やクリニカルパス、標準看護計画などは、その道具といえるでしょう（図）。

（渡邊千登世）

図　**ムダ・ムラをなくす方法**

> ムダ：同じ業務を2度行ったり、必要以上に手間をかけたりすること
> ムラ：時間・労力などのムダがばらつきながら生じていること

業務のムダ・ムラをなくすには

業務の標準化を心がけることが必要
（看護手順、クリニカルパス、標準看護計画を活用してケアの質のばらつきをなくしながら効率を保つのが大切）

5S活動におけるマネジメント

　5S活動は、表に示した「整理（Seiri）」「整頓（Seiton）」「清掃（Seisou）」「清潔（Seiketsu）」「しつけ（Shitsuke）」の5つの頭文字をとった言葉です。使用頻度によって物品を色分けして収納したり、掲示板や病室管理板をわかりやすくしたりして職場環境をきれいに整えることで、職場スペースのゆとり、作業効率の向上、安全、ムダの削減だけでなく、スタッフの一体感、モチベーションの向上に効果があるといわれています。

　このほかの効果として、看護管理者はこうした基本的で簡単な管理を徹底して行うことで、病棟管理の基盤をつくることができます。簡単な決めごとやルールさえ守ることができない惰性的な組織ではうっかりミスが生じやすく、医療安全の確保などに通じる高度な管理を徹底することは困難です。5S活動のような簡単であたりまえのことから、組織内のルール・習慣をきちんと定着させていくしくみを整えることが重要です。

　5S活動では、病棟を見渡せば、誰がルールを守っているか、どこの管理が手薄かなどが一目瞭然になります。スタッフに指導すべき点も見えるので、フォローが行き届きます。また、5S活動の徹底度から判断することが、病棟管理の自己評価に役立ちます。

　5S活動で重要なことは、スタッフにだけに徹底を求めるのではなく、管理者自らが率先して模範となって動くことです。それにより管理者が求めている方向性がスタッフに伝わり、モチベーションが高まっていきます。

表　**5S活動**

整理（Seiri）	不要な物にはラベルを貼り、必要な物と分別して捨てる。重複などのムダがなくなり、スペースが確保できる
整頓（Seiton）	必要な物がすぐに出せるように置き場所、表示方法を標準化し、使用後には定位置に戻すことを徹底する。小さな統一から看護部全体の意識の統一、共有化が生まれる
清掃（Seisou）	掃除をして、ゴミ・汚れのないきれいな状態にすると同時に細部まで点検を行う。器具の故障・事故の未然防止、職場の衛生保持の他、各自の役割を明確・ルール化することで自覚が生まれる
清潔（Seiketsu）	整理・整頓・清掃を徹底し、汚れのないきれいな環境を維持する。自主点検、管理者点検、委員長点検などを定期的に行い、ルールを守ることを習慣づける
しつけ（Shitsuke）	決められたことを決められたとおりに実行する習慣をつける。最初は上司がルールを守らない部下を指導し、しつけて、いずれ個人の習慣になるようにする

「情報管理」の考え方

久保田聰美

情報管理における
マネジャーの役割

1. 情報の選択

　情報化社会といわれる昨今の社会状況を反映して、医療現場にも多様な情報があふれています。治療やケアの専門的情報、医療制度に関する情報、組織外部に対応するための内部情報などの管理は、病棟のマネジャーである師長・主任・リーダーの重要課題の一つです。

　臨床現場で働くスタッフに目を向けると、パソコンや携帯電話によるインターネット・メールからの情報、雑誌・書籍からの情報、口コミ情報などを含め、情報へのアクセス方法や量に、かなり個人差があるようです。ある種、閉鎖的な環境である「病院」という組織で働くスタッフが大切な情報から置き去りにされている状況は、少なからず見受けられます。病棟のスタッフが、あふれる情報に振り回されず、重要な情報だけを選択してしっかりキャッチし、理解するために、師長・主任・リーダーは何をすべきでしょうか？

2. 情報をめぐる師長・主任・リーダーの役割

　ミンツバーグ（Mintzberg H）は、マネジャーはフォーマルな権限と地位を付与されている者であり、その権限から対人関係が生まれ、対人関係によって情報へのアクセスが可能となり、対人関係から入手した情報によって自分の組織のための意思決定をして戦略を立てることができると述べています（図1）[1]。

　また、マネジャーには、①対人関係における役割、②情報にかかわる役割、③意思決定にかかわる役割の3つの役割があるとし、これらは決して分離できるものではないとしています。そして、情報にかかわる役割を「監視者」「散布者」「スポークスマン」という表現で説明しています。

図1　マネジャーの役割

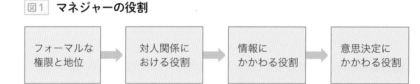

| フォーマルな権限と地位 | → | 対人関係における役割 | → | 情報にかかわる役割 | → | 意思決定にかかわる役割 |

ヘンリー・ミンツバーグ：H. ミンツバーグ経営論. ダイヤモンド社, 東京, 2007：22. より抜粋して引用

①監視者

病棟マネジメントをする師長・主任・リーダーは、まず広い情報ネットワークをもち、自分の周囲の人や物事の動向に注意を払うことが求められます。今、周囲で何が起きているかということを敏感にキャッチし、部下や組織外部などとの関係のなかで、能動的に情報(口頭によるものも多い)を入手します。

②散布者

次に、自分のところに集まった情報を、その情報が必要だと思われる部下に渡します。スタッフ間や自分の病棟と他部署(他科・他病棟など)との間で橋渡しをすることもあります。

③スポークスマン

最後に、自分の病棟の情報を部外者(自分の病棟スタッフ以外の人)に伝える役割をします。病棟師長が看護部長に自分の病棟の報告をすることも、視点を変えればこのスポークスマンとしての仕事です。

また、ミンツバーグは、マネジャーの仕事を

たがいに関連する3つのレベルに分けて、さらに各レベルを対内的・対外的に分けました。マネジャーはどのレベルにかかわり、焦点をあてていたとしても、他の2つのレベルのことも考えなければならないとしています(図2)。

情報管理の目的を明確に

ミンツバーグが述べているように、マネジャーの3つの役割は個々に切り離せるものではありません。それぞれがたがいに関係し合ってこそ、より効果的に機能していきます。日ごろ、情報収集・整理に力を入れ、それに基づきスタッフ一人ひとりに周知徹底させることに終始していませんか?

情報を正確に伝えるだけが、師長・主任・リーダーの仕事ではありません。監視者として得た情報を一度自分で吟味し、その情報の活用法を考え、情報の正確さを保ちながらも自分の言葉を添えて病棟スタッフや他部署に伝えることが大切です。

師長・主任・リーダーには、スタッフ一人ひとりのやる気を引き出す対人関係における役割

図2　**マネジャーの役割モデル**

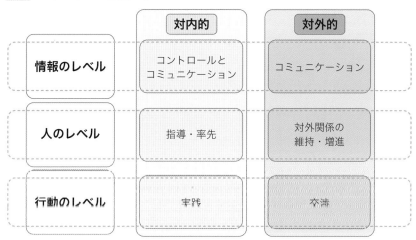

ヘンリー・ミンツバーグ：H. ミンツバーグ経営論. ダイヤモンド社, 東京, 2007：114. より引用

が根底にあります。したがって、情報を得たとき、自分の病棟目標が組織の理念や目標と同じ方向を向いているのかを確認し、病棟目標などに軌道修正が必要かを検討します。その情報を基盤として対人関係能力を駆使しながら、自分の病棟の意思決定の方向性を見いだしているはずです。その決定に関して周囲の評価はどうなのかといった情報もスタッフにうまくフィードバックできれば、病棟内のさらなるモチベーションアップにもつながるでしょう。

つまり、あらゆる情報を積極的に得る努力をして、選別、活用し、自分の病棟の状況に合わせて周囲のスタッフや上司、他部署の人に伝え、スタッフのやる気を引き出すことです。そうした毎日の情報管理の目的を明確にもつことが、マネジャーである師長・主任・リーダーにとって一番大切なことといえます。

引用文献
1.ヘンリー・ミンツバーグ：H. ミンツバーグ経営論. ダイヤモンド社, 東京；2007.

図3　マネジメントのモデル

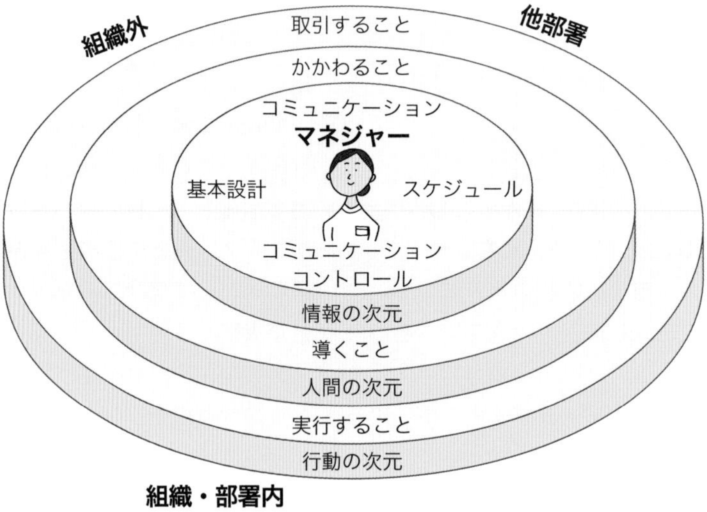

組織外　他部署

取引すること
かかわること
コミュニケーション
マネジャー
基本設計　　スケジュール
コミュニケーション
コントロール
情報の次元
導くこと
人間の次元
実行すること
行動の次元

組織・部署内

ヘンリー・ミンツバーグ著，池村千秋翻訳：エッセンシャル版 ミンツバーグマネジャー論，日経BP，2014：58，より引用

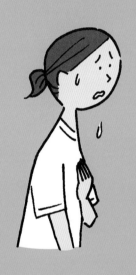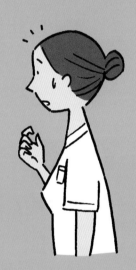

看護管理Q＆A
「こんなときどうする?」

PART 02 CONTENTS

CHAPTER 01
MOTIVATION

モチベーションを
めぐるQ&A

管理者の
立場から

01 "指示待ち"スタッフの主体性を引き出すには？

何事に対してもスタッフが"指示待ち"で、自ら主体的に考えて行動することがあまりありません。このようなスタッフの主体性を引き出す方法を教えてください。

A。 スタッフが有能感を感じられる機会や自分で決定する機会を増やし、成功体験に導く環境づくりをしてみましょう。
（渡邊千登世）

 ここがポイント

☑ 内発的動機づけの重要性を理解する。
☑ 自己決定の感覚を得ることは、内発的動機づけを高め、主体的な行動を促す。
☑ スタッフが達成感や充実感を得る経験を繰り返すことができる環境づくりをする。

主体的に動かない理由

師長や主任が「主体的に動きなさい！」と指示しても、スタッフはすぐに主体的に動けるものではありません。主体的な行動とは、ある問題や課題に対して、自分の意思で解決するための方向性を決定したり、方法を選択したりしながら目標が達成できるように動くことです。スタッフが主体的な行動ができるようになるためには、組織がスタッフの主体的な行動を許していて、かつスタッフ自らが主体的に行動したくなるような環境が整えられている必要があります。スタッフは主体的に行動した結果、達成感や充実感を得られたという経験が繰り返されることで徐々に主体的な行動を好むようになり、「主体的な行動は価値ある行動である」ということを学習していくものです。

Part 1「モチベーション」の考え方の項（p.4）で述べた「内発的動機づけ」の研究者であるデシは、有能感（feeling of competence）と自己決定（self-determination）の感覚がその本質である[1]と言っています。つまり主体的な行動は、「内発的な動機づけ」によるものなのです。内発的

動機づけについて考えてみましょう。

内発的動機づけの重要性

スタッフは、自分自身の行動が課題の解決や病棟の目標達成に貢献していると感じることで内発的に動機づけられ、「自分はできるのだ」という有能感を得られるようになります。そして、自分の行動を自分自身の意思で決定できるという自己決定の感覚を得ることができれば、さらに内発的動機づけが高まり、主体的な行動に結びつきます（図1）。

例えば、病棟の目標や課題に対する目標と計画が一部の人たちによって決定された場合、その決定に参画しなかった人にとって、その決定事項は上司からの指示・命令もしくは強制的なノルマというような、内発的動機づけにつながらない外部要因になってしまいます。

しかし、目標・計画を決定するプロセスに自ら参加し、実際の行動をとおして称賛や肯定的な助言や叱咤激励が与えられ、その成功体験から自分の有能感を感じることができれば、それは参加スタッフの内発的動機づけを高める内部要因になります。こうした内発的動機づけを高

図1　**主体的行動へのプロセス**

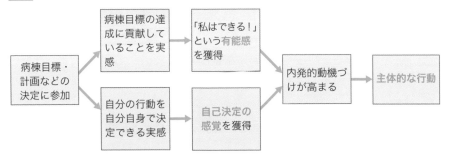

図2　**目標・計画の決定プロセスと内発的動機づけの関係**

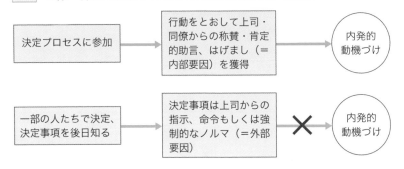

める環境づくりが必要です（**図2**）。

内発的動機づけのための環境づくり

　現段階では多少の失敗があったり完璧でなかったとしても、次のステップが踏める安心感やバックアップが得られる環境があれば、スタッフは「次に自分はさらによいものができる」と考えるようになります。こうした行動を繰り返すことによって内発的動機づけを高めて、主体的な行動を育むことができます。

引用文献
1. エドワード L. デシ，リチャード フラスト，桜井茂男 訳：人を伸ばす力 —内発と自律のすすめ．新曜社，東京，1999.

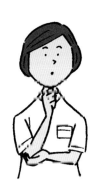

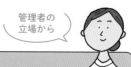

管理者の
立場から

02 「やりがいがない」と不全感をもつスタッフに対しては?

自分の意見が病棟運営に反映されないために、不全感をもっているスタッフがいます。
スタッフの意見を反映し、やりがいをもって楽しく働いてもらうために、どのように
進めればよいでしょうか?

A. ボトムアップ型の意思決定を採用し、スタッフに権限を委譲してみたらいかがでしょう。

（渡邊千登世）

ここがポイント

☑ ボトムアップ型の意思決定を取り入れる。
☑ 師長・主任は、意思決定のプロセスを見守り、決定したことを総括して、フォローに回る。
☑ ミーティングは、内容を視覚的に確認できる工夫をする。

スタッフが意見を言わない理由

スタッフが「意見が病棟運営に反映されない」と感じているのは、なぜでしょうか。病棟運営に関しては、主に病棟ミーティングなどで話し合われることが多いと思います。そのミーティングで「私が発言できるような雰囲気ではない」「意見を言っても取り上げてもらえないだろう」などと感じているということでしょうか。いずれにしても、管理者から断定的な発言が多い場合や、先輩と後輩などの上下関係が強い場合は、スタッフがオープンに意見を出すことに難しさを感じるでしょう。

病棟運営の意思決定方法の選択

病棟運営における意思決定方法は、大きく"トップダウン型"と"ボトムアップ型"に分けられます（図1）。トップダウン型は、トップマネジメント（病棟では師長・主任クラス）だけで病棟運営の方針などの意思決定をして、スタッフに指示・命令して実行させる方法です。トップダウンで行われるとスタッフの発想やアイデアを伝達する機会は剥奪され、業務に対する意欲を低下させる恐れがありますが、緊急性のある決定事項などはこの方法が有効です。

ボトムアップ型は、スタッフからの提案をトップマネジメントが承認する形で意思決定し、最終的にトップから指示・命令する方法です。ボトムアップ型の組織では、スタッフへ権限の委譲がなされるため、スタッフは決定のプロセスに参加することになり、自分たちの意見が運営に反映される実感が得られます（p.23 コラム「エンパワーメント」参照）。

このように、ボトムアップ型での意思決定は病棟組織全体で共有されるため、個々のスタッフのモチベーションにつながります。注意すべきことは、「権限を委譲しても、スタッフに決定の裁量をまる投げしない」ことです。病棟運営に関する内容で、スタッフの裁量で決定できるものはスタッフを信頼して決定を任せ、師長は誤った方向へ進まないようにプロセスを見守り、決定したことを総括して、フォローに回る必要があります。

図1　トップダウン型とボトムアップ型

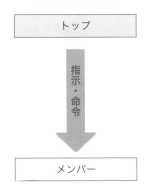
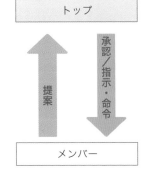

トップダウン型

トップ

↓ 指示・命令

メンバー

ボトムアップ型

トップ

提案 ↑ ↓ 承認／指示・命令

メンバー

図2　議論内容を可視化する利点

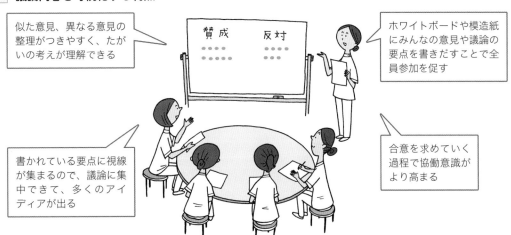

似た意見、異なる意見の整理がつきやすく、たがいの考えが理解できる

ホワイトボードや模造紙にみんなの意見や議論の要点を書きだすことで全員参加を促す

書かれている要点に視線が集まるので、議論に集中できて、多くのアイディアが出る

合意を求めていく過程で協働意識がより高まる

ミーティングの工夫[1]

　ミーティングも工夫してみましょう（ミーティングの進め方については、p.57 Part2「コミュニケーション」Q4参照）。

　話し合いで意見を出しにくい人たちにも、意見を促す方法を用います。例えば、議論内容が"見える"ように、ホワイトボードや模造紙に議論の要点を書き出しながら、参加者の合意を得て結論を形づくっていきます。この方法をとると、書かれている要点に視線が集まり議論に集中できるので、多くのアイデアが出ます。また、内容を視覚的に確認することにより、他のスタッフの考えが理解しやすくなり、協働意識がより高まるようになります（図2）。

引用文献
1. 堀公俊, 加藤彰. ファシリテーション・グラフィック 議論を「見える化」する技法. 日本経済新聞社, 東京, 2006.

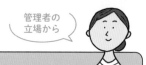
管理者の立場から

03　"賃金"以外の魅力でスタッフのやる気を高めるには？

病院の給与システム上、業務に見合った人事考課ができません。賃金以外でスタッフのモチベーションを高められる工夫を教えてください。

A. スタッフが少し難しい課題に挑戦し、達成する喜びを得られる機会をつくりましょう。成功体験は自信につながり、有能感が内発的動機づけにつながります。　　（渡邊千登世）

（ ここがポイント ）────────────────────────

☑ 内発的動機づけに結びつく動機づけ要因に着目する。
☑ スタッフが課題達成から充実感を得られる機会をつくる。
☑ 課題達成に向けてのフォロー、失敗時のフォローを抜かりなく行う。

ハーツバーグの2要因説

　モチベーション（動機づけ）の理論において、賃金や給料は従来から主要な要因でした。ハーツバーグの2要因説では、行動の動機に影響する要因には"促進（動機づけ）要因"と"衛生要因"があると説明されています（表1・⇒p2 Part 1「モチベーション」の考え方）。

　衛生要因は仕事そのものではなく、賃金や地位、作業条件など、自らの外側に存在するもので、促進（動機づけ）要因は達成感、責任、成長など、仕事そのものに対する心理的側面に関連した、自らの内側に存在するものと考えられています。このことから、衛生要因は"外発的動機づけ"、促進（動機づけ）要因は"内発的動機づけ"とも呼ばれます。

内発的動機づけに注目する

　近年では、外発的動機づけよりも、自分の内側から「働きたい」という欲求が湧き起こり、働くことに生きがいを見いだせるような内発的動機づけを重視する傾向にあります。確かに、賃金や給料は重要な動機づけの一つですが、人はお金をいくらもらってもなかなか十分だとは思えないものです。お金をたくさんもらうと一時的にはうれしく感じますが、さらに要求が高まり、際限なくもっと欲しいと考えるようになります。そうなると、期待するお金がもらえない

表1　**行動の動機に影響する要因（ハーツバーグの2要因説）**

促進（動機づけ）要因（内発的動機づけ） （満たされると満足・動機づけとなる）	衛生要因（外発的動機づけ） （満たされないと不満足・動機づけにならない）
職務の充実・拡大 達成感 責任 承認 成長　など	賃金 地位 作業条件 労働環境 職場の人間関係　など

場合は、不満足へと移行してしまいます。

一方、仕事を通して達成感や成長を感じることは、仕事への満足感につながる要因です。そして、より自分を高めたい、もっとよい仕事をしたいという内発的な動機づけにつながります。この内発的動機づけを高めるための方法を考えてみましょう。

課題達成の充実感と有能感

「モチベーション」Q1（p.34）でも述べたように、内発的動機づけに関連するものには有能感と自己決定の感覚があります。そのため、日常業務のなかで、スタッフ自らある課題を主体的に達成・解決できる機会を与えるとよいと思います。その課題が自分の能力より少し高いもの

であれば挑戦しようという意欲となり、それが達成できたときには自信につながり、有能感を感じることができるでしょう。

管理者であるあなたは、スタッフが必ず達成（成功）できるように、間接的にフォローするようにしましょう。達成したときは、そのスタッフが有能であることが、他のスタッフの目にも映るような機会（例えば報告会や成果発表会など）をつくることも有効です（図1）。

もし課題の達成がうまくいかなかった場合は、かえって意欲が低下してしまう恐れもあるので、良かった点や改善点などのフィードバックを行い、次の課題へとつなげることが大切です。

引用文献
1. 田尾雅夫：モチベーション入門，日本経済新聞出版社，東京，1998.

図1 **スタッフのモチベーションを高めるプロセス**

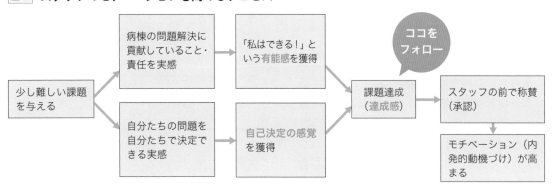

課題達成ができなかった場合はフィードバックでフォローし、少し難易度を下げた課題を再度与える。
繰り返し行動することで内発的動機づけが高められる。

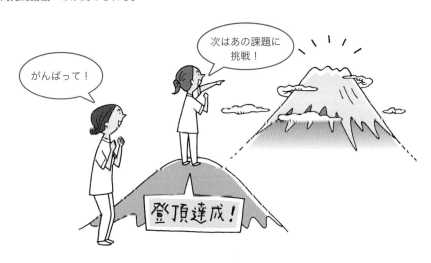

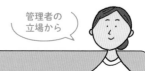

管理者の
立場から

04 委員会活動などを必ず拒否するスタッフに対しては？

委員会活動などを頼むと、最初に必ず「え〜」などと言って拒否するスタッフがいます。
快く引き受けてもらうように動機づけを高める方法はありますか？

A。 委員会活動がそのスタッフにとってどのような意味があるのかを分析して話し合いましょう。

（渡邊千登世）

◯ **ここがポイント**

☑ 期待理論を用いて、どの部分の動機づけに欠けるのかを探る。
☑ 押しつけにならないように、委員会活動を積極的に行うことが、本人にとってどういう意味があるのかについて話し合う。
☑ 引き受けた場合は、師長としてスタッフの努力をきちんと承認する。

受け手側に伝わる
メッセージを考える

　あなたが委員会活動をこのスタッフ（仮にAさんとします）に"快く"引き受けてほしいと思うのはどうしてでしょう。あなたは心のなかに、「イヤイヤ引き受けられるといい気分はしないし、たまには快く引き受けるという好ましい態度を私にとってほしい」「快く委員を引き受けてくれた他のスタッフにしめしがつかない」「委員になることが、本人の成長につながるはずなのに……」など、さまざまな思いがあるのではないでしょうか。

　あなたのなかに、このような師長としてのさまざまな思いがあったとしても、Aさんには「委員になってもらわなくては困る」という一方的

な押しつけのメッセージしか伝わっていないのかもしれません。

　なぜAさんがよい返事をしないのかを考えてみましょう。

ブルームの期待理論

　ブルームの期待理論では、「どの程度努力すると業績につながるかという確率に対する期待」と、「その業績が自分にとって望ましい成果（報酬）に結びつくかという期待」という要因によって動機づけられると考えられています。つまり、自分が努力してある行為を行うことでよい業績を上げられると考え、その業績が自分にとってよい成果（報酬、称賛、承認、信頼、同僚から非難を受けないことなど）をもたらすと感じた場合に、人は行動しようという動機づけ

図1 **期待理論（ブルーム）**

$$F（行為への動機づけ）＝E（期待）×I（道具性）×V（誘意性）$$

F：行為への動機づけ
E：期待：努力が業績に結びつく期待（見込み）
I：道具性：業績が報酬に結びつく期待
V：誘意性：成果（報酬）の魅力

E、I、Vのいずれかへの期待が0であると、
動機づけに結びつかない。

が生まれるという考え方で、図1に示した式で表されます。

期待理論をもとに、この相談について考えてみましょう。

F（行為への動機づけ）は、委員会活動を引き受けることへの動機づけですね。次に、努力が業績に結びつく期待（E）です。Aさんが「委員会活動を引き受けて業績を上げるためには、非常に大きな努力を要する」と評価していれば、自分が委員となっても業績を上げることは難しく、その確率は低いと考えているでしょう。Aさんの能力よりもかなり高い能力が求められる委員会活動であれば、思ったような成果を出すことが困難だと尻込みしたくなるはずです。しかし、少し努力をすれば達成できるレベルであれば、Aさんの期待が高まり、やってみようと考えるでしょう。努力した結果、成果が得られれば、満足度が高いものになります。

あなたは、Aさん自身が適正な自己評価がで

きているかを判断し、過小評価している場合には適正評価ができるように働きかけて後押しします。すると、Aさんの期待（E）は高まり、自然と引き受ける気持ちになるはずです。また、I（道具性）において、Aさんが委員会活動を引き受け、努力して業績を上げたとしても、それが成果に結びつかない（上司や同僚が認めてくれず、努力の甲斐がないなど）と思っていたり、V（誘意性）において、成果にたいする魅力を感じていない場合もやる気は起こりません。委員会活動で努力し、それによってもたらされる成果が他のメンバーからの信頼を強化することにつながり、よりよい人間関係や人事考課につながることなど、自分自身にもたらされる成果の意味に気づけていない可能性もあります。委員会活動によってもたらされる成果について、きちんと話し合う機会をつくることも大切です。

Aさんの気持ちを3つのパターンに分けて、期待理論に基づく対処法を考えたのが図2です。

図2　**期待理論に基づく対処法**

| パターン1 | Aさんの気持ち「私には難しすぎて務まらない」 |

↓

E（期待）の問題

師長の対処：本当にAさんには業績を上げることが難しいのかを評価する。
少しの努力でできそうであれば、チャレンジするように勧めて成功体験が得られるようにフォローする

| パターン2 | Aさんの気持ち「委員会活動をがんばっても、仕事が増えるだけ」 |

↓

I（道具性）の問題

師長の対処：Aさんの知識や技術がさらに深まること、Aさん自身が成長することを説明する

| パターン3 | Aさんの気持ち「委員会活動をがんばっても、報われないし」 |

↓

V（誘意性）の問題

師長の対処：委員会活動で業績を上げることは、他のスタッフにさらに信頼されることにつながり、よりよい人間関係につながること、人事考課に関係することなど、Aさんにもたらされるであろう成果を知らせる

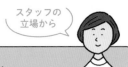
スタッフの
立場から

05 ## 仕事に対するモチベーションがなかなか上がらない。

自分は何のために仕事をしているか考えると「生活のため」で、「こういうナースになりたい」という気持ちがなかなか湧いてきません。積極的に仕事をしたい気持ちもなく、家のことをやるのが精いっぱいで持ち帰りの仕事はできないし、あれこれ言われるとやる気もなくなり、"辞めたらもう二度とナースはやらないだろう"と思うくらい仕事に嫌気がさしています。どうしたら仕事にやりがいを感じられるようになりますか？

A1 「不満を減らす」「モチベーションを上げる」という2つのことが"やりがい"をもたらします。やりがいを見いだせると、仕事に対する見かたや働き方が変わることもあります。

(任　和子)

ハーツバーグの2要因理論に当てはめてみると

「生活のため」に働くということは悪いことではないですが、それだけでは仕事を続けることは難しいですね。少々給与が低くても、その仕事をすることで成長していると思えたり、自分が誰かの役に立っていると思えると、モチベーションは上がるものです。

ハーツバーグは、「仕事の不満を減らす要因（衛生要因）とモチベーションを上げる要因（動機づけ要因）は異なり、これら2種類のどちらとも満たされないと仕事の満足感は得られない」と考えました（図1）[1]。この相談者が「生活のため」（衛生要因）だけに働く自分にちょっと嫌気がさし、仕事に「やりがい」（動機づけ要因）を求めるのは、ハーツバーグの理論に合致しているといえます（⇒p.2 Part1「モチベーション」の考え方・p.38 Part2「モチベーション」

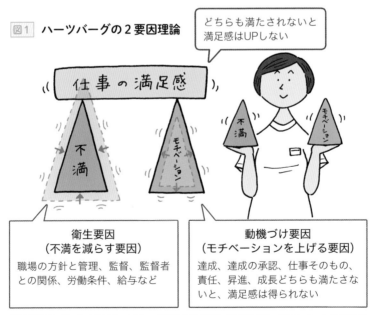

図1　**ハーツバーグの2要因理論**

どちらも満たされないと満足感はUPしない

仕事の満足感

不満

モチベーション

不満

モチベーション

衛生要因
（不満を減らす要因）
職場の方針と管理、監督、監督者との関係、労働条件、給与など

動機づけ要因
（モチベーションを上げる要因）
達成、達成の承認、仕事そのもの、責任、昇進、成長どちらも満たさないと、満足感は得られない

DIAMONDハーバード・ビジネス・レビュー編集部 編訳：新版・動機づけるカーモチベーションの理論と実践. ダイヤモンド社, 東京, 2009.を参考に作成

Q3)。仕事にやりがいを見いだすと、仕事に対する見方や働き方が変わることもあると思います。

まずはできることから一つずつ。でも、「割り切って働く」のもアリ

さて、それではどうしたら「仕事のやりがい」が生まれるでしょうか。

新人看護師の場合は、注射ができるようになったり、患者さんから感謝されることが増えたり、徐々に自立して働くことができたりすると、目に見えて成長し、それを実感することができます。また、先輩から成長したことを褒められると、モチベーションはますます上がります。ところが中堅看護師となってくると成長実感がもてなくなり、毎日の仕事がマンネリ化し、人から褒められたり感謝されたりすることも少なくなります。

また、この年代はチームリーダーになってメンバーを支援したり、委員会活動の中心になって業務改善をしたり、副看護師長になるなど昇進によって管理的な内容にまで仕事が広がり、やりがいが生まれてくることが多いように思います。ところが、子育てや介護など、仕事に時間をかけたり集中したりすることができないと年代に見合った仕事をすることができず、葛藤したり、モチベーションが下がってしまうこともよくあります。

このマンネリから脱却するためには、仕事にあまり力を出せない時期でも患者さんのケアで工夫できることを1日1つ探して実行してみたり、思い切って職場異動したりするといいかもしれません。

もちろん、「生活のため」と割り切って働く時期があってもいいと私は思います。ただし、その場合でも仲間にそのことを伝えたりしないで、仕事中はできるだけ明るく前向きな姿勢でいるように心がけ、同僚の足をひっぱったり、モチベーションを落としたりしないようにすることが大事です。

引用文献
1. DIAMONDハーバード・ビジネス・レビュー編集部 編訳:新版・動機づけるカーモチベーションの理論と実践. ダイヤモンド社, 東京, 2009.

A2 モチベーションは常に高くなくてもよいと思います。上がるときもあれば下がるときもある、そのことを認識することから始めませんか?

（久保田聡美）

"モチベーション"って常に高くないといけないの?

最初に確認したいことは、モチベーションって"常に"高くないといけないものでしょうか? 下がるときも上がるときもある、どうしようもなくダメな自分に嫌気がさして、辞めたくなることだってある。そういうのっていけないことでしょうか? 以前、私が4,000人近い全国のナースに調査したとき、そういう思いを抱いたことがあるナースは80%近くにのぼっていました。まず、そのことを認識することから始めてみませんか?

そして、それでも「生活のため」にナースの仕事をするのはよくないことで、「自分がこういうナースになりたい」という気持ちがないとダメだという思いが強いのであれば、それはこの相談者自身が向上心も高く、すばらしいナースであるということの証明のようにも感じます。

ただ、「高い志をもって積極的に仕事をする」ことと、「持ち帰りの仕事もバリバリこなす」ことは必ずしもイコールではないことには注意しましょう。そういうナースは、組織からみれば

非常に便利な存在ですね。ただ、"ワークライフバランス"も重視したいものです。

思い切って、上司や友人に相談してみては

相談者自身、家事と仕事のバランスをとるのが精いっぱいで、いろいろ求められると辞めたくなってしまうというような"正直な思い"を上司に相談することはできませんか？　そんなことができるくらいなら悩まないでしょうか？　でも、それも意外とあなた自身の思い込みかもしれません。直属の上司が難しければ、友人や他部署の上司など、自分自身の周辺でサポートを受けられそうな人を探してみてください。一人で考え込んでいても悪循環に陥るばかりですから。SOSを出す力（受援力）も大切ですよ。

COLUMN

「達成動機づけ」と「Ｘ理論とＹ理論」

1．達成動機づけ

マクレランド（McClelland DC）は、ハーツバーグの２要因理論を踏まえて「達成動機づけ」という考え方を示しています。達成動機づけの強い人は、熱心に働き、よく努力するという考え方です。達成動機づけをもった人には、以下のような特徴がみられます。

①運や偶然のチャンスに頼るよりも、自分の可能性は自分の責任で切り開いていこうとする気持ちが強くある

②リスクが多すぎたり少なすぎたりという仕事よりも、中程度のリスクの仕事を選んで働こうとする

③自分のしたことについて、きっちりと評価されたいという願望が強くあるので、自分が何をどこまでしたかについて知りたいと思う。

さらに、キャリアを大切に考え、職業人としての自負をもつ人は、概してこの動機づけを強くもっているようです。成人になって達成動機づけの強い人に育てようとすることは難しいものですが、看護管理者はフィードバックを多く行って成功体験を重ねられるように繰り返し働きかけをしなくてはならないとされています。

2．Ｘ理論とＹ理論

マクレガー（McGregor DM）は、Ｘ理論とＹ理論を唱えています。Ｘ理論は「人間は通常、将来働くことを好まない」というもの、Ｙ理論は「人間は条件次第で、自発的に行動することがある」というものです。Ｘ理論は比較的低い次元の欲求が個人を支配しており、Ｘ理論による動機づけや管理には限界があるとしています。一方、Ｙ理論では高い次元の欲求が個人を支配しており、成長し発展する可能性のため、統制はその場その場に即応した方法を取る必要があるとしています。あなたのまわりには、Ｘ理論、Ｙ理論のどちらにあてはまる人が多いでしょうか。　　　　　　（編集部）

▶ モチベーション Motivation

06 Q 仕事第一ではなく、プライベートも充実させたい…。

いろいろと委員会や係などが割り振られる年代になってきましたが、正直に言うと、「仕事第一になりたくない！」です。プライベートを充実させたいので、仕事に必要以上の時間をとられたくないんです。でも、それを言うとちょっとあからさまなので、いろいろと理由をつけて断ったりしていますが……いいですよね？

A1 オファーする側にも工夫が必要なのかも。でも、期待されるのを断るのはもったいない！

(久保田聰美)

業務以外の役割を担う人への正当な評価が必要

委員会や係などさまざまな役割を依頼されるということは、それだけあなたは組織側から「高く評価され、役割期待されている」ということですね。一方で、あなたにとって、そういう役割は「やらされ感」があったり、「貧乏くじ」を引かされているといったイメージがあるようですね。そのギャップを埋めるにはどうしたらいいのでしょうか？

ただ、多くの病院でみられるナースのボランティア精神に支えられた委員会活動のあり方には、そろそろ終止符を打つ努力が必要なのかもしれません。仕事時間内に（時間外になっても必要最小限で）効率的にできるしくみづくりと同時に、そうした業務以外の役割を担う人への正当な評価、つまり外発的動機づけも工夫が求められます。

例えば、モチベーションの過程を示す理論の一つに「ブルームの期待理論」があります（図1 ⇒p.5 Part1「モチベーション」の考え方、p.40 Part2「モチベーション」Q4）。この道筋がはっきり自分のなかで見えるような提示をされれば、委員会や係は「みんながやりたい」魅力的なものになりそうです。

図1 ブルームの期待理論

$$F（行為への動機づけ）＝E×I×V$$

E(expectancy：期待)：努力が業績に結びつく期待
・例：「業務委員会は重要だから、ラダー評価のポイントが高い！」
I(instrumentality：道具性)：業績が報酬に結びつく期待
・例：「ラダーアップしたら、ボーナス査定も上がるかも……」
V(valence：誘意性)：成果(報酬)の魅力
・例：「この委員会をしっかりやったら、現場の私たちの業務もラクになるかも！」

仕事とプライベートは相乗効果で充実する

もう一つ確認しておきたいのは、あなたにとって「プライベートを充実させる」とはどういう意味なのか、ということです。「ワークライフバランス」の重要性は今さら言うまでもありませんが、そのバランスのとり方は、それぞれのライフステージや個人の価値観によってさまざまです。

仕事とプライベートって、相乗効果で充実していくもののような気がします。私の周囲にいる「素敵な"できる"ナース」は、仕事もプライベートも充実して、輝いて見えます。「仕事第一」とか「プライベートの充実」を決める基準って、どこにあるのでしょうね。仕事第一になりたく

ないから、そろそろあなたにやってほしいと周囲から期待される役割を断るというのは、ちょっともったいない気がするのは私だけでしょうか。

一度しかない人生、いろいろな価値観があってよいと思いますし、どんな生き方をしようと自由です。だからこそ、「いいですよね」と誰かに決めてもらうのではなく、あなた自身の価値観で決めてください。患者さんの自己決定支援を行う看護職という専門職だからこそ、自分自身の行動も自己決定してほしいと思います。

A2 「させられる」ではなく「成長するためのチャンスを与えられた」と思ってみては。

(渡邊千登世)

「仕事第一になりたくない！」と言われると、「仕事をできるだけしたくない」というように受け取られがちですが、本当のところはどうでしょうか？　中堅ナースとして、部署内のさまざまな仕事における責任が増してきていて、その重圧から逃れたい気持ちもあるのではないでしょうか。

「どちらかを減らして」バランスをとってもだめ

あなたがおっしゃるとおり「ワークライフバランス」の観点から考えると、仕事ばかりに時間を割くのではなく、ワーク（仕事）とライフ（仕事以外の生活）をうまく調和させて、長く働き続けるということは大切なことです。

でも私は、「ワークライフバランス」というのは、「ワーク」と「ライフ」のどちらかを減じて調整するものではないと思っています。仕事は自分の人生の一部ですし、仕事に就いている以上、責任が生じてくることは当然であり、責任を果たすことで充実感ややりがいが生まれてくるものだと思います。心身を健康に保ち、効率よく仕事をし、自分の能力を最大限に発揮して社会に貢献するというやりがいを見いだすためには、仕事以外での生活が安定していて、自分自身を高める時間として充実していることが必須です。

また、看護師という職業を選んだ時点で、私たちは専門職者としての行動をとらなくてはなりません。その指針となる『看護職の倫理綱領』（日本看護協会）[1]の条文に、「看護者は、自己の責任と能力を的確に認識し、実施した看護について個人としての責任をもつ」「看護者は、常に、個人の責任として継続学習による能力の開発・維持・向上に努める」とうたわれています。さらにそのなかで、「自己の能力の開発・維持・向上のみならず、質の高い看護の提供を保障するために、後進の育成に努めることも看護職の責務である」と述べられています。

委員会や部署の係の仕事を、単に「させられる」ととらえるのでなく、「職業人として成長するためのチャンスを与えられた」ととらえることも大切なのではないでしょうか。チャレンジ精神でがんばってみると自分の成長が感じられて、案外おもしろいと思うかもしれません。ここはいっそ欲ばって、「ワーク」も「ライフ」も充実させられるように考えてみてはいかがでしょうか。

引用文献
1. 日本看護協会：看護職の倫理綱領．2021．
　https://www.nurse.or.jp/home/publication/pdf/rinri/code_of_ethics.pdf(2022/9/26アクセス)

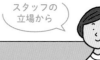

▶ モチベーション Motivation

07 なんとなく「辞めたい」と思ってしまう…。

看護師になって10年目です。以前のようには仕事が楽しいと思えなくなり、辞めてどうしたいというわけではないのですが、最近はいつも"辞めたい"と思ってしまいます。1日1つでも "よいこと探し"をして乗り切ろうと思っていますが、ついうしろ向きになってしまいます。どうしたらよいでしょうか?

A1 大変よい悩みだと思います。「自分のたどってきた道」と「歩もうとする道」を一度じっくり考えてみましょう。

（渡邊千登世）

「経験10年目」というと、職場では中堅として期待され、日々のリーダー業務や後輩の指導、委員会の業務などを任されるころであり、与えられた業務や目前にあるやらなくてはならない仕事に目まぐるしく追われていることでしょう。

「辞める」ということが、自分の実現したい夢や次のステップの一つであり、自身がもっている目標に向かうプロセスであるのならば、それは必ずしも悪いことではないと思います。しかし、ご相談のような状況でただ辞めてしまっても状況が好転するとは思えません。

「辞めてどうしたいというわけではない」と思われていることから察するに、特に仕事や上司について不満があるわけではないけれど、今の職場にいても何かが得られるという確たる保障がないと感じていたり、何となく霧がかかっていて将来を見通すことができない不確実さに、「これでよいのだろうか」というような感覚に陥っていたりするのではないでしょうか。

あなたが直面している悩みは、実は看護師としてのキャリアにとって大切で、とてもよい悩みなのです。このようなことを言うと、「私は大変苦悩しているのに、これがよい悩みだなん

て……」と反感を覚えると思いますが、それは、今があなた自身、成長発達や変化をするための好機だと思うからです。

ちょっと足を止めて、これから自分が進む道を考えるとき

これから自分が進む道を考えるときに、ここで一度、ちょっと足を止めて振り返る作業をしてみてはいかがでしょうか? 金井[1]は、キャリアを考える基盤として、シャインの"3つの問い"（表1）について内省することが役立つと言っています。なお、表1の①〜③は、それぞれ自己の主観的な理解として次のことを反映していると言われています。自分が自分のことをどう思うかということは、キャリアを考えるうえでとても大切なのです。

　①能力・才能についての自己イメージ
　②動機・欲求についての自己イメージ
　③意味・価値についての自己イメージ

次に、自分が信頼をおく先輩や上司・親等に相談し、アドバイスを受けたり応援してもらうことも重要です。今は、"成長するための悩み

表1　キャリアを考える基盤：シャインの3つの問い

●以下について考えてみよう
①自分は何が得意か
②自分はいったい何がやりたいのか
③どのようなことをやっている自分なら、意味を感じ、社会に役立っていると実感できるのか

どき"、「自分のたどってきた道」と、これから自分が何をしたいか「歩もうとする道」についてじっくり考える時間と思って、自己投資してみてください。そして、方向を決めたら、少しだけがんばって歩き出してみようと決心することです。その後は、努力を継続する一定期間は必要ですが、少しでも楽しさを感じることができるようになれば、1段階、ステップを踏み出したことになるでしょう。

引用文献
1. 金井壽宏:働くひとのためのキャリア・デザイン, PHP研究所, 東京, 2002.

A2 ポイントは「成長実感を得ること」。新しい課題設定で乗り切りましょう。

(任　和子)

中堅看護師がよくかかる「なんとなく辞めたくなる症候群」

相談者は、以前は「仕事が楽しかった」、そして今は「1日1つでも"よいこと探し"をして乗り切ろう」と思っておられます。この方は、モデルとなるような職業人なのだと思います。

さて、「辞めたい」のは、看護師の仕事でしょうか、今の職場でしょうか。あるいは仕事そのものを辞めたいのでしょうか。もしかすると、看護師としてだけではなく一人の女性としても、どのように生きるかということを模索している時期なのかもしれません。

さて、ここでは中堅看護師がよく罹患する「なんとなく辞めたくなる症候群」について考えてみたいと思います。この症候群の特徴は、リーダーなどの役割が重責であるとか、仕事がきついといったような具体的な理由があるわけではないのに、「なんとなく仕事が楽しくない」ということです。この症候群のハイリスク群は、新人のころはやる気も適応力もあって、急速に能力を身につけた看護師のように思います。

このような症候群にかかる理由の一つに、「成長していない感」があります。日々の患者さんにかかわる仕事のほとんどは経験で対処することができ、さらなるエビデンスを追求するきっかけがなく、新しい本を探したり、文献にあたったりすることが少なくなり、学会や研修会にもあまり積極的に参加したいとは思えず、仕事そのものにマンネリ感が生まれます。中堅看護師になると部署ではプレッシャーをかけてくる人も少なくなり、マンネリ感を打破するのはなかなか困難でしょう。

この症候群に対する処方箋の一つは、新しい役割を得ることです。例えば、部署で「口腔ケアの質向上に関する新しいプロジェクトのリーダー」といった役割を得たり、ローテーションで違った分野の経験ができる部署に異動したり、主任になるなど昇進する、などです。新しい役割に伴い、これまでの自分の経験では乗り越えられない課題を得て、周囲の人と協力して乗り越えるプロセスで、成長実感を得ることができます。ほかにも、侵襲を伴う処置となりますが、思い切って病院を変えてみる、大学や大学院に行ってみるなど、環境を変えることも看護師人生にとって有用になることもあります。

自分の能力ではちょっと乗り越えることが難しい課題を自分に課していくことで、成長実感が生まれてくると思います。

CHAPTER 02
COMMUNICATION

コミュニケーションを
めぐるQ＆A

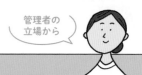

管理者の立場から

01 スタッフに対する感情的な態度を改めるには?

スタッフに反論されると、非難を受けたように感じて、つい感情的になってしまいます。スタッフを叱るときにもつい感情的な言葉を発してしまいます。感情をコントロールするよい方法はありますか?

A. "リフレーミング"という方法があります。発想の転換をしてみましょう。

(久保田聰美)

ここがポイント

☑ 感情的になってしまう自分の反論のとらえ方を変えてみる。
☑ 「しなければならない」を「できたらいいな」に変化させ、気を楽にもつ。
☑ 感情的になった自分を素直に受け入れ、その後の対処を大切にする。

発想を転換してみる

感情をコントロールするのはなかなか難しく、感情的になる背景にはその感情を引き起こす現象に対するとらえ方が少し否定的だったり、とらえ方に偏りがみられたりする場合が多くあるようです。そうした状況は「認知の歪み」と呼ばれます。その歪みを是正するのに「リフレーミング」という考え方が役に立ちます。これは心理学で用いられるもので、これまで自分がこだわっていた枠組み(フレーム)をいったん

図1 リフレーミングの例

リフレーミング（reframing）
習慣となっているものを見る視点・思考パターンなどのフレーム（枠組み）を、再構築して転換すること

例1 | 試験の1週間前だが、試験勉強をまったくしていない

いつもの思考パターンだと ↓

試験まであと1週間しかない！今から何をしても、もうだめだ

リフレーミングすると ↓

1週間の間にできることを考えよう！

例2 | スタッフが「主任の今のやりかたにはついていけません」と反論してきた

いつもの思考パターンだと ↓

きっと私のことが嫌いだから、反論するんだわ。私への反発なのね。ああいうスタッフは苦手だわ

リフレーミングすると ↓

誰だって言いたくないような嫌なことを言ってくれたということは、私に聞いてほしい気持ちがあるのね。ちょっとカチンとくるけど、話は聞いてみよう

外して、別の視点から考えてみるという、発想を転換する方法です（図1）。

◀1.「反論」のとらえ方を変える

まず、あなたが感情的になってしまうのはなぜでしょうか？　あなたは根本的に「部下（スタッフ）の反論＝非難、自分に対する反発」というとらえ方があるのではないでしょうか。だから、反論されると楽しくないのでしょう。上司の命令に従順に従い、黙々と仕事をしてくれれば楽かもしれません。しかし、スタッフにしても反論することはエネルギーのいることですし、できれば避けたいはずです。それでも反論するということは、そのスタッフは師長（主任）であるあなたに変わってほしい、自分の意見を聞いてほしいと思っているからではないでしょうか？　そもそも、スタッフには反論したつもりさえないかもしれません。

「うちの師長は、言ってもどうせわからないから」とか「建設的な意見をいくら言ったってムダだし」と思っていれば、誰もあなたに反論したり意見を言ったりしません。自分たちの部署や病院（組織）をよくしたいという思いがあるからこそその反論だととらえたらどうでしょうか。

◀2.「ネバナラナイ」から「できたらいいな」へ

もう一つの解決法としては、「感情的になってはならない」「感情のコントロールをしなければならない」という「ネバナラナイ」的な考え方を変えるという方法があります。師長だって人間です。神様ではありませんので、腹の立つことだってあります。その感情を無理にコントロールしなければならないと思ってしまうと、余計に自分自身を縛ってしまい、身動きできなくなる危険性もあります。「感情がうまくコントロールできればいいな」ぐらいに少し肩のチカラを抜いて考えたら、楽に取り組めるのではないでしょうか？

感情的になった後の対処

「感情的になっている自分自身に気づかない」「感情的になると収集がつかなくなる」ことは問題ですが、あなたは、感情的になってしまう自分にきちんと気づいているし、何とかしたいという思いをもっているので、その点で心配はないようです。

最も大切なのは、感情的になってしまった後の対処方法です。スタッフからの意見につい感情的に反応してしまったとしても、リフレーミングの視点を思い出して「せっかくいい意見を言ってくれたのに自分のやり方を非難されたみたいに感じて、つい感情的になってしまったのよ……」と後で本音を語れることができれば、互いに建設的な方向に踏み出す一歩になります。無理に感情をコントロールしようとするよりも、感情的になってしまった後の自分を冷静に振り返り、その後の対応を考えるほうが解決への近道となります。

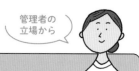

管理者の
立場から

02 年上で経験の長いスタッフにうまく対応するには？

自分より年上で経験の長いスタッフに対して、注意したり、叱ったりすることができません。師長としてどうすべきでしょうか？

A。 人生の先輩として尊重する態度を忘れずに、積極的にコミュニケーションをとり、日ごろからあなたの考え方を伝えましょう。

(久保田聡美)

ここがポイント

- ☑ 師長は損な役まわりと割りきり、「師長」を演じる。
- ☑ 注意する"内容"より"目的"を明確にする。
- ☑ 部下であっても人生の先輩として相手を尊重する態度は忘れない。

師長は損な役まわり

近年わが国でも、"チームワーク型"から"ジョブ型"へと働き方を切り替える動きが出てきました。その背景にあるのが年功序列の終身雇用制という日本型雇用制度の限界です。とはいえ、まだまだ年功序列の考え方が根強く残っている組織は少なくありません。相談者も、"職位としての上下関係"と"年齢"は別のものであるということがすっきりしていないように思われます。職位としての上司というのはあくまでも「役割」です。損な役まわりかも知れませんが、ここは「師長を演じる」ぐらいの心構えが必要かもしれません。「私は師長という役を演じているんだ」と頭を切り換えて、割りきりましょう。

何のために注意するのか

いざとなると年上で経験の豊富なスタッフを注意するのは緊張しますし、少し勇気がいることですね。あなたが、注意したり叱ったりしたりする必要があると考える具体的な内容は、ど

のようなことでしょうか。患者さんやスタッフとの会話での言葉遣い、接遇の問題から業務のこなし方まで、いろいろなことが考えられますが、「師長としてどうすべきか」と考える前に、「師長であるあなた自身として大切にしたいことは何か」を考えてみてはいかがでしょうか？ そのあたりを明確にして、きちんと自分の信念をもって意見を伝えれば、相手も理解してくれると思います。

「注意ができない」と自分自身で決めつけてしまうのではなく、まずは年上のスタッフと日ごろから積極的にコミュニケーションをとることが大切です。そのなかで、相手が大切にしている「看護」と、師長であるあなたが大切にしている「看護」にズレがあると感じたときに、そのズレをどのようにあなたが受け止め、相手に伝えていくかが重要です。年上のスタッフがあなたの大切にしていること、考え方を理解し、自分とあなたの大切にしている「看護」のズレを承知してくれれば、師長だからといって無理に注意したり、叱ったりする必要はなくなります。互いの価値観を大切にして、尊重し合う関係をつくるように努めてみましょう（表1・p. 7

表1 あなたも私も、ともにもっている権利

権利1：自分の感情と意見をもち、それを表明する権利
権利2：自分の意見を主張しないでいる権利
権利3：**尊重され、面目を保つ権利** ◀
権利4：自分の話に耳を傾けてもらう権利
権利5：**自分の価値観を大切にする権利** ◀
権利6：「No」と言う権利
権利7：欲しいものを望む権利
権利8：自分の時間や身体、所有物をどうするか決める権利
権利9：失敗する権利とそれに責任をもつ権利

ここが重要！
自分と相手の双方の権利を
大事にしましょう！

勝原裕美子：Beアサーティブ！ 現場に活かすトレーニングの実際. 医学書院, 東京, 2003：33.より引用

表2 先輩スタッフへの叱り方のポイント

- 時間をおかず、タイムリーに叱る
- 叱る理由・内容は明確(具体的)にする(自分の善悪の考え方を意見として伝える)
- 相手の意見をきちんと聴く
- 先輩への敬意を忘れない
- 怒りなどの感情を表さない
- 叱ったからといって嫌っているのではないことを伝える
- 評価をしている点を伝え、ねぎらいの言葉をかける
- 同じ誤りを繰り返さない限り、蒸し返さない

Part 1「コミュニケーション」の考え方；「アサーティブな自己表現」参照)。

自分が大切にしていることをぶれることなく言い続けることによって、「注意したり、叱ったり」する場面を減らすことが可能になります。

日常のコミュニケーションが鍵

このような努力を続けていても、「ここは師長として注意しないといけないな」と思う場面

はあるでしょう。そのようなときこそ、日ごろのコミュニケーションが生きてきます。「師長としてどうすべきか」という形にとらわれるのではなく、人生の先輩として尊重する態度はとりながら、職場の上司として目的を明確にしてきちんと意見を言いましょう。日ごろから信頼関係が築かれていれば、自然と相手も聞く耳をもってくれるはずです。叱り方のポイントは表2を参照してください。

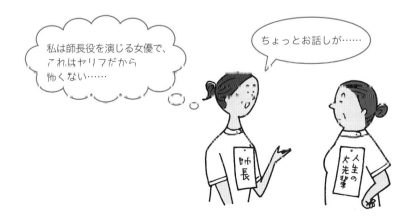

私は師長役を演じる女優で、これはセリフだから怖くない……

ちょっとお話しが……

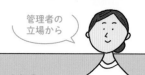

管理者の立場から

03 主張が強いスタッフと周囲の調整を図るには？

姉御肌で性格がきついスタッフの意見に病棟全体が引っ張られているような感じがあります。主任も周囲のスタッフも反対意見を言えません。具体的な解決策としてどのようなものがあるでしょうか。

Ａ。 DESC（デスク）法を活用して、具体的な場面を分析してみましょう。 （久保田聰美）

ここがポイント

☑ 相手を変えようとするのではなく、周囲の人たちの対応に目を向ける。
☑ DESC法を活用して具体的な場面を冷静に分析する。
☑ 1人のスタッフの意見に引っ張られる場面を師長がどのように判断し、対処するのかが鍵。

相談内容だけで判断して具体的な解決策を導くのは難しいですね。ここで明確にしておきたいのは、あなたがその性格のきついスタッフ（仮にAさんとします）に働きかけて、姉御肌できつい性格を変えたいのか、主任や周囲のスタッフに働きかけてAさんの意見に引っ張られずに対応できるようにしたいのかです。いずれかによって解決の方向性も変わってきます。

DESC（デスク）法の活用

お気づきかとは思いますが、Aさんの性格を変えることは難しいでしょう。そうなると、主任やスタッフだけでなく、あなたも含めたAさんの周囲の人たちの対応が問題となります。この問題をアサーティブに解決するためのスキルの1つとしてDESC（デスク）法を活用して整理してみましょう（⇒p.8 Part1「コミュニケーション」の考え方；2．DESC（デスク）法）。

DESCとは、「Describe（描写する）」「Express・Explain・Empathize（表現する・説明する・共感する）」「Specify（特定の提案をする）」「Choose（選択する）」の頭文字を取った

ものです。

◀ 1．描写する（D）

Aさんの気になる行動を描写します。「Aさんがみんなの意見を引っ張ろうとしている」というような態度・意図ではなく、客観的、具体的、特定の事柄、言動です。会話例を 図1 に示します。

◀ 2．表現する・説明する・共感する（E）

そのときのAさんの行動に対する自分の主観的な気持ちを表現・説明し、かつAさんの気持ちに共感してみてください。本当は師長であるあなたにみんなの意見を引き出してほしかったのではないかなど、Aさんの気持ちに寄り添い、そのときの自分の感情や気持ちを建設的かつ明確に、そして冷静に振り返ってみましょう。

◀ 3．特定の提案をする（S）

Aさんに望む行動、妥協案、解決案などの提案をしてみてください。具体的かつ現実的で、できそうな小さな変化を伴う行動を、わかりやすく提案することが大切です。

◀ 4．選択する（C）

　あなたが提案した後のAさんの反応（結果）のよい展開と悪い展開の両方を考えます。想像して、両方の場合に自分がどう対処するのか、選択肢を示します。その選択肢は具体的、現実的なもので、Aさんを脅かさないように配慮することが大切です。具体的に返す言葉も、ある程度シミュレーションしておきます。

図1　**DESC法での会話例**

例　詰所会でAさんが「師長のやり方はおかしい」と強い口調で言った場合

1．描写する（D：Describe）

「昨日の詰所会のときにあなたは『今のやり方はおかしい』と言って、Bさんに『この前あなたも私の意見にうなずいたわよね？』と言っていたわね」

2．表現・説明・共感する（E：Express・Explain・Empathize）

「詰所会でのAさんの意見を聞いたときには、自分に反発したように感じて言葉を失ったけれど（おまけにBさんにまで同調を求めているし……）、Aさんにしてみれば、みんなが黙っていることにしびれを切らして、つい強い口調で言ってしまったのかもしれないなぁと今は思っているの」

3．特定の提案をする（S：Specify）

「これからはみんなの意見を引き出す努力をするので、少し待ってくれないかしら」

4．選択する（C：Choose）

　①よい展開の場合の会話例
　　Aさん「わかりました。少し黙って様子を見ます」
　　→「ありがとう。あなたが意見を言ってくれたことでずいぶん助かった面もあったのよ」
　②悪い展開の場合の会話例
　　Aさん「そんなこと言って、いつも誰も意見を言わないじゃないですか！」
　　→「そうね、じゃあ、あなたが待てずに強い口調で言ったときの周囲の人たちの反応には、気をつけてみてくれる？」

> リーダーシップを発揮して、問題を一つひとつ、議論を重ねて検討
> →病棟としてよい方向のものは継続する
> →病棟として悪い方向のものは修正する

DESC 法の真の活用とは

　今回は、Aさんの意見に引っ張られていると いう情報だけでしたので、具体的な状況をこち らで設定しましたが、現実的に起こった場面で 活用してみることをお勧めします。Aさんの意 見に引っ張られることは悪いことばかりではな いでしょう。一見Aさんの意見のようにみえて いても、実はスタッフの意見の代弁なのかも知 れません。師長としては、DESC法を用いて、

病棟全体としてよい方向のもの、逆に修正が必 要なものかどうかをきちんと精査し、判断する ことが重要なのではないでしょうか。

　「誰もAさんに反対意見を言えない」と嘆くの ではなく、具体的な一つひとつの場面で冷静に 判断し、必要に応じて議論を重ねていくための リーダーシップを誰がとればよいかを師長のあ なたが考えていけば、解決策は自然にみつかる はずです。

参考文献
1. 平木典子, 野末聖香, 沢崎達夫：ナースのためのアサーション（アサーショ ン・トレーニング講座）, 金子書房, 東京, 2002.

COLUMN

コンフリクトマネジメント

　コンフリクトとは、「ぶつかり合って相容れない状態」のことです。さまざまな場面 で発生する、"意見の食い違い"や"感情的対立"のことです。管理的立場にある人の日 常では、コンフリクトは常に発生しています。組織を動かす際のコンフリクトの課題 はさまざまですが、管理者はコンフリクトを抱えながらマネジメントもしていかなけ ればなりません。コンフリクトは、組織に関与しているすべての人間が克服しなけれ ばならない課題ともいえます。実際に管理の仕事を振り返ってみると、さまざまな場 面でコンフリクトに直面し、そのつど解決していることに気づかされます。

　Thomas Hは、コンフリクトをプロセスとしてとらえ、「一対一のコンフリクトは、 当事者の知覚、情緒、行動、結果を含むプロセス」と定義しています。そして、他の プロセスとコンフリクトプロセスを区別するために、コンフリクトプロセスを「当事 者が、互いに相手の関心事について、すでにフラストレーションを起こしたり、フラ ストレーションを起こしそうになっていると知覚するときに始まるプロセスである」 と説明しています[1]。

　Thomas & Kilmannは、コンフリクトへの対処方法として「競争」「調和」「回避」「妥 協」「協働」という5つのスタイルを提示しています[2]。これらのなかで、最も創造的 なコンフリクトマネジメントは「協働」だといわれています。

（日本赤十字豊田看護大学看護管理学 松浦正子教授の講演資料より編集部まとめ）

文献
1. Thomas H：Subordinate choice of conflict-handling modes. Nurs Adm Q 1986；11（1）：29-34.
2. Thomas KW, Kilmann RH：Comparison of four instruments measuring conflict behavior. Psychol Rep 1978；42（3c）：1139- 1145.

管理者の
立場から

04 ミーティングで活発な意見を出してもらうには？

病棟の問題や不満についてミーティングで話し合って解決したいと思いますが、スタッフから活発な意見が出てきません。自主的な発言を促すよい方法はありますか？

> **A.** ミーティングの基本的なルールとして、どんな意見も否定せず、いったんは受け入れるようにしましょう。
>
> (久保田聰美)

ここがポイント

- ☑ ミーティングの基本的なルールを見直し、スタッフ全員がわかるような可視化の工夫をする。
- ☑ 事前の根回しや役割の委譲の場面では、評価を言葉できちんとフィードバックして承認のメッセージを送る。
- ☑ タイムマネジメントも忘れずに行う。

スタッフから活発な意見が出るミーティングをめざしているのですね。師長としてスタッフの意見を吸い上げたいという思いが伝わってきますが、そのことをスタッフはどう考えているでしょうか？

意見が出ないミーティングの背景には、多くの場合「どうせ意見を言ったって」というあきらめや「こんな会はさっさと終わらせたい」という思いがありがちです。そんなときに師長が一人で気負っても冷たい空気が流れるだけかもしれません。こうした状況に配慮しながらもスタッフの本音を引き出すには、いくつかの仕掛けが必要になります。

ミーティング運営の基本的なルールの見直し

ミーティングの基本的なルールとして、どんな意見も否定せず、いったんは受け入れることが大切です。もちろん、突拍子もない意見が出たときには修正が必要になりますが、いったんは受容するのです。それには、師長や司会者の姿勢が特に重要です。

また、ミーティングでは全員が必ず一言でも発言するというルールをつくってしまうのもよいかもしれません。そうした基本的なルールを決めて文書にするなど、可視化する工夫も重要です。

ミーティング前の根回し作戦

基本体制ができたら、日ごろから不満や問題を感じているように思われるスタッフに「ミーティングで意見を言ってもらうからお願いね」と事前に根回しをしてみる方法もあります。あまり早くから声をかけると構えすぎるので、ミーティングの少し前に声をかけるのが効果的です。「根回し」は悪いことではありません。事前の調整なしにミーティングで意見を求めてもなかなか出ません。基本的なルールが根づいてきたら、調整も自然と必要なくなります。

根回し作戦には別の効果も期待できます。師長や主任から事前に指名をもらうことは、当該スタッフにとって「承認」のメッセージになります。自分のことを認めてもらえたという思いは、他のミーティングや業務の場面でも相乗効果が

表1 活発なミーティングのポイント

- ミーティングの目的を明確にする
- 前回のミーティングの振り返り、今回の要約、次回行うことなど、ミーティングの進捗管理・タイムマネジメントを行う
- どんな意見もいったんは受け入れる。修正は後で行う
- 日ごろから不満・問題を感じているスタッフには、ミーティングで意見を言うように根回しをする
- 全員が発言するルールをつくるなど、スタッフ参加型とする
- ミーティングの運営をスタッフに委譲する（当番制の形骸化に注意）
- 結論を先送りにしない（その場での結論と検討課題を明確にする）
- 意見を言う人を、実行する責任をとらなければならない状況に追い込まない
- 話の長い人、批判的な意見を言う人を、司会者はうまく切り上げるように促す
- ミーティング前に適切な準備期間をつくる
- 欠席、中座がないように環境に配慮する
- 大切な点は、必ずミーティングを通して決める
- 現場の意見を吸い上げ、業務改善のPDCAサイクル（下図）を回すための「評価(check)」の場にする

図1 PDCAサイクル

Plan（計画）→ 問題解決に向けた計画を立案（内容・期間・方法などを明確に）

検証した結果、計画に問題点があれば修正し、改善した計画につなげる

Action（改善・見直し）

Do（実行）→ 計画を実行

計画どおりに実行した結果を振り返り、検証・解析する

Check（検証・解析）

計画（Plan）→実行（Do）→検証・解析（Check）→改善・見直し（Action）→計画（2回目）というサイクルで問題を解決し、業務の質の維持・向上などを行うマネジメントサイクルである。

期待できます。

タイムマネジメントを忘れずに

　活発な意見が出始めたら、会議のタイムマネジメントも重要です（タイムマネジメントについては、p.132 Part 2「変革・改善」Q4参照）。活発な意見の落とし所を見きわめることは難しいですが、そのためにも事前の調整が生きてきます。ミーティングの場を、病棟運営のなかでどのように位置づけていくかという師長の戦略的な見通しも必要です（表1）。

運営を委譲する

　師長や主任によるミーティングの運営が安定

してきたら、スタッフに役割を委譲していくことも重要です。当番制にするのも一案ですが、形骸的な当番制にならないように、当番スタッフが意欲的に取り組める仕掛けが大切です。そして、評価がフィードバックされるようなしくみを工夫することが大切です。

　評価というと難しく考えがちですが、師長からの「あなたが司会をしてくれたら建設的な意見が出るわね」の一言で十分です。その評価をきちんとフィードバックするために、ミーティングの運営を冷静に見守り、スタッフ一人ひとりの言動をきちんと把握することが、管理者の役割といえます（図1）。

図1 評価のフィードバック

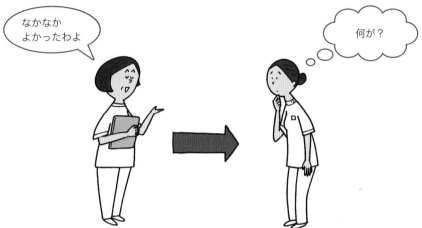

✕ いつも同じ、うわべのほめ言葉をかける

なかなか
よかったわよ

何が？

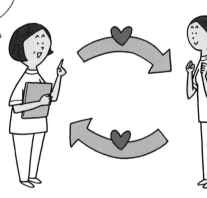

〇 ミーティングでの一人ひとりの言動を観察し、感じたことを返す

あなたの司会だと、
〜〜（具体的な会話）といった
建設的な意見が
出るわね

見守ってくれて
いるんだ、
次もがんばろう！

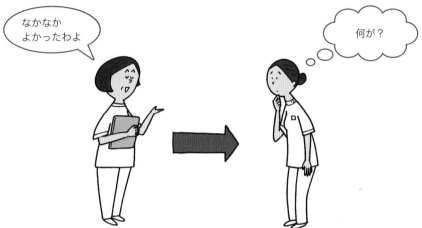

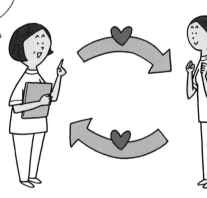

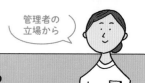

管理者の立場から

05 場の空気を読めないスタッフへの対応は？

いわゆる場の空気を読むことができないスタッフには、どのような指導を行えばよいでしょうか？

A. 「場」の空気を読むための4つの要素の、どの段階でつまずいているのかをアセスメントし、時間をおかずにその場で指導することが大切です。

（久保田聡美）

ここがポイント

☑ スタッフがどの段階でつまずいて場の空気を読めないのかをアセスメントする。
☑ 指導はタイミングを逃さず、周囲の目を意識しながらも、できるだけその場で行う。
☑ 看護管理者は周囲のスタッフを含めた「場」をマネジメントしていく意識をもつことが大事。

「KY＝（空気：KUUKI）を読めない（YOME-NAI）」という言葉で表されるように、場の空気を読めない人が多くなり、現場でも苦慮している管理者は多いようです。ただ、ここでのキーワードである「場」とは、「空気を読めないスタッフも含めた"場"」であり、「その場にいた他のスタッフが何を求め、どのように感じているのか」、師長であるあなたがその「空気」をどう読み、どう対処していくかが問われているようにも思えます。

「場の空気を読む」とは

内藤は、場の空気を読むとは、①状況を把握する、②言うべき相手を確認する、③適切な言葉を選ぶ、④適切なタイミングを選ぶ、という4つの要素からなると述べています[1]。ただし、場の空気を読めたとしても、その「場」で求められる行動をとるとは限りません。

まずは、そのスタッフが上記のどこの段階でつまずいているのかをアセスメントしてみてください。最初の状況把握からできない場合と、適切な言葉まで準備していてタイミングがずれ

ている場合では、指導の方向性が変わってきます。まず、場の空気を読めない場合の段階の例を見てください（図1）。

「場」をマネジメントする意識をもつ

「場の空気を読めない病」にかかっている人の一番の問題は「病識がない」ことです。場の空気を読めないスタッフの日常の場面で気になったところを把握しておき、面接のときなどに注意しても効果はありません。「この前のカンファレンスで言っていたあなたの意見だけどね、あそこではね……」と言ったところで、覚えていないことがほとんどです。周囲の人には決して忘れられない一言であったとしても、本人にそうした自覚がないからこそ、空気を読めない発言ができるのですから。そうしたスタッフに指導するときには、できるだけその場で指導することが大切になります。現場を押さえることです。

ただし、人前で指導するときには、叱りつけるような表現は禁物です。なぜそのようなことを言うのか、本人の意図や考えがあるのかを確

図1 場の空気を読めない場合の段階の例

> **例**　新人ナースCさんのプリセプターであるDさんは、自部署に配属された3人の新人のなかでCさんの成長が遅いことが気になって仕方がない。成長が遅いのは自分の教え方が悪いのではないかといつも悩んだり、周囲の人に相談したりするが、場の空気を読めないDさんの言動が波紋を生むことも多い

▼

1段階：状況を把握する
つまずき例：「新人の成長に合わせた指導方法」というテーマのプリセプター会議のなかで、「まずは新人を比較するのではなく、成長の過程にも個別性があることを理解しよう」と話している矢先に、「Cさんのように一人だけ成長の遅い新人への指導方法も教えてくれるんですね?」と質問する

▼

2段階：言うべき相手を確認する
つまずき例：「Cさんがみんなより遅れているのをあなたたちも何とかしたいのよね?　どんなふうに教えたらいいと思う?」とよりによってCさんと同期の友人に聞く

▼

3段階：適切な言葉を選ぶ
つまずき例：Cさんに、「プリセプター会議でも話題になって私も反省したんだけど、覚えの悪い新人がいてもそれは個性だから大丈夫なんだって。ちょっと私、あせっていたのかもしれないわ」と言う

▼

4段階：適切なタイミングを選ぶ
つまずき例：最近、Cさんが急に成長してきた様子で、「Dさんの不適切な言動が、逆にCさんの気概を引き出すきっかけになっているのかも……」と詰所会でスタッフが話しているときにDさんが割って入ってきて、「Cさんって『できる』と思っていたら急に後戻りするから要注意なんですよ」と話に水を差して、しらけたムードにする

まず、具体的にどのようなことが問題なのか、Dさんの言動について段階別に検証することが重要である。どの段階でのつまずきであっても、不適当な発言の直後にDさんとていねいに話の流れを振り返り、Dさんに発言の意図を確認し、前後の会話からその発言が不適切であることを自ら気づくように促す。

認し、本人の気づきを促すよう心がけます。ただ、あまりに心ない言葉で周囲を傷つけるような発言がみられた場合には、少し場を変えて(人前を避けて)自分の発言に対して責任をもつよう、厳しく指導することも重要です。

　師長であるあなたがマネジメントするべき相手は、場の空気を読めないスタッフだけではありません。一人のスタッフに振り回されることなく、そのスタッフを取り巻く病棟のスタッフ一人ひとりとそのスタッフの人間関係が織りなす「場」をマネジメントしていく意識をもつことが肝心です。

引用文献
1. 内藤誼人：「場の空気」を読む技術(サンマーク文庫), サンマーク出版, 東京, 2008：43-45.

参考文献
1. 冷泉彰彦：「関係の空気」「場の空気」(講談社現代新書), 講談社, 東京, 2006.
2. 吉田道雄：人間理解のグループ・ダイナミックス, ナカニシヤ出版, 京都, 2001.

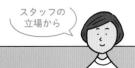

06 ズバズバ物を言う上司とうまくつきあいたい…。

上司が何事もズバズバとはっきり言う性格で、心ないことを言われたときはずっと気になってしまいます。上司とどうつき合えばよいでしょうか？

A。 勇気を出して、自分が傷ついていることをアサーティブな自己表現で伝えてみましょう。

(久保田聰美)

ここがポイント

☑ 自分が具体的にはどんなことで傷つくのか、冷静にモニタリングする。
☑ 自分が傷ついていることをアサーティブに伝える。
☑ 自分の対応を変えることにより、相手との関係性に変化が生まれる。

自分自身をモニタリングする

上司から心ないことを言われてしまうと、「また言われるんじゃないか」と思ってどんどん萎縮してしまいますよね。しかし仕事上、無視するわけにはいかず、日々どんなふうに対応したらよいのか、今後どのようにつき合えばよいのか悩ましいところです。相談内容から推測すると、あなたは上司の「ズバズバとはっきり物を言う」性格は変わりそうもないという思いと、自分は心ないことを言われたくないという思いの板挟みになっている状態のようです。

このように、自分が置かれている状況のなかで何が気になっているのか、どこに悩みの根っこがあるのか、冷静に自分自身をモニタリングすることが大切です。

アサーティブに伝える

次に具体的な対処方法です。上司の性格を変えることは不可能でしょう。それでは、心ないことを言われたときに傷ついているあなた自身の気持ちを、上司に返すことはできないでしょうか？　「上司に言い返すとか反論するなんてとんでもない」「とても言い返せる雰囲気ではない」「言われる原因をつくったのは自分だし……」などなど、その場で言えない理由はいろいろとあると思われます。「言い返す」のではなく、その言葉で傷ついている、もしくは気になっているというあなたの気持ちをアサーティブに表現して伝えてみましょう。Part 1「コミュニケーション」の考え方で示した"3つの自己表現"(⇒p. 8 Part 1「コミュニケーション」の考え方 表1)でこの悩みを表現してみると 表1 のようになります。アサーティブな自己表現が双方にとってよい結果を導くことがわかりますね。

例えば「師長がおっしゃることはこれから気をつけないといけない内容だとは思いますが、そういうふうに言われると私は悲しい気持ちになります」とか「はっきりと注意していただくのはありがたいですが、もう少しやさしく言ってくれたほうが私は素直に聞けます」というふうにです。大切なのは相手の立場を尊重しつつ、自分の気持ちを素直に表現することです。

| 表1 | **3つの自己表現での整理** |

✕	**1．攻撃的自己表現** 自分の意見や考え、気持ちを一方的に押しつけ、相手の意見や気持ちを無視・軽視する 会話例：「いくら師長でもそんな言い方はないと思います」 　　　　「もう少しやさしく言えないんですか？」 　　　　→上司の反応「上司に反論するの！　生意気ね」
✕	**2．非主張的自己表現** 自分の気持ち、考え、意見を抑圧し、相手に対しても率直ではない 会話例：「言われる原因をつくったのは私だから、言われても仕方ないです」 　　　　→上司の反応「いつも『私が悪いんです』ばかりで進歩がないのよね」
◯	**3．アサーティブな自己表現** 自分のことを考えつつ、相手の気持ちにも配慮し、双方にとって納得のいく結果を出そうとする 会話例：「師長がおっしゃることはこれから気をつけないといけない内容だと思いますが、そういうふうに言われると私は悲しい気持ちになります」 　　　　「はっきりと注意していただくのはありがたいですが、もう少しやさしく言ってくれたほうが私は素直に聞けます」 　　　　→上司の感情「注意は伝わったようだけどきつい言葉に傷ついてしまったようね。今度から言葉を選ぶようにしましょう」

気をつけないといけない内容だと思いますが、そんなふうに言われると悲しくなります……

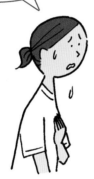

きつい言葉で傷つけてしまったんだわ　これからは言葉を選ばなきゃ

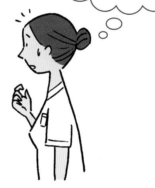

よりよいコミュニケーションのために

　最初は少し勇気がいることかもしれませんが、その一歩を踏み出すことによって上司との関係性にも変化が生まれると信じています。あなたの気持ちを伝えないと、コミュニケーションは始まりません。

　他人と過去は変えられませんが、自分と未来は変えられるのですから、勇気を出してやってみてください。

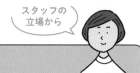

スタッフの
立場から

07 ## 上司に相談するタイミングがわからない…。

自分で解決できそうなことはやろうと思っているうちに、事態が悪い方向に進み、トラブルになることがあります。上司に相談するタイミングを教えてください。

 タイミングを気にする前に、まずは勇気をもって相談、そして連絡、最後に報告しましょう。

(久保田聰美)

ここがポイント

- ☑ まずは勇気をもって相談、そして連絡、最後に報告する。
- ☑ 相談の際には、判断の根拠を明確にする。
- ☑ 連絡手段を工夫することが大事。

「ホウ・レン・ソウ」の落とし穴

社会人1年生への講義でも「報告・連絡・相談(ホウ・レン・ソウ)」の重要性については繰り返し説明されます。しかし、この「ホウ・レン・ソウ」の順序で覚えてしまうと、ちょっとした落とし穴もあるようです。今回の質問にあるように、自分でできることは対応してその結果を「報告」しようとがんばってはみても、悪い方向にいってしまうと何を「連絡」すればよいのかわからなくなり、やがて「相談」のタイミングさえ逃してしまう……という話はよく耳にします。

まずは、相談することが大切のようですが、それがなかなか難しい背景があるようです。

判断の根拠を明確に

相談者の心理状態を整理してみましょう。自分が解決できそうだと思った根拠は何でしょうか? 似たような事例に上司が対処していた様子を何度か見ていて、自分でもできそうだと思ったのでしょうか? それとも、上司が忙しそうだったので、このぐらいのことは自分ひとりで対応して上司に楽をさせたいという思いがあったのでしょうか?

当初の予測どおりにいかずに事態が悪い方向にいってしまった時点で、本来ならば上司に連絡や相談をすべきとわかっていても、そのタイミングがわからなくなってしまい、トラブルになってしまったのではないでしょうか? 「勝手に判断して!」と怒られそうですか? できればもう少し事態を収拾してから報告したかったのでしょうか? 上司が休みの日や夜間の出来事だと、つい遠慮してしまうという側面もあるかもしれませんね。何でもすぐに報告・相談すればよいというものではないので、報告すべき事柄とタイミングの選定は難しいものです。

あなたが、新人のプリセプターだったころを思い出してみてください。あなたは新人にどのような相談や連絡を期待していましたか? 新人なりのやる気や判断のもとで実施した内容なら、頭ごなしに怒ることはせず「次はもう少し早く相談してね」と指導しませんでしたか?

もちろん、患者さんの命にかかわることなのに相談せずに自己判断して、一歩間違えば……ということをしたのなら、厳しく指導したでしょう。しかし、その思いはきっと新人にも伝わっていたと思います。

あなたの予測に反して事態が悪い方向にいってしまったとしても、最初のあなたの判断の根拠やその背景にある思いは、明確に上司に伝えることが必要です。事態が悪い方向にいってしまった（方向にいきそうだと予感した）時点で、

タイミングを気にする前に、まずは上司に相談、連絡してみてください。メールやメモなどのコミュニケーションツールの活用も有効です（表1、図1）。

トラブルの内容や、あなたの日ごろの対処能力によって、適切であったタイミングを上司はきっと教えてくれるはずです。それを次の機会に生かしましょう。その最初の一歩を踏み出す勇気こそが、コミュニケーションの潤滑油です。

表1 **報告・相談とコミュニケーションツールの活用のポイント**

- 自分に問題の解決ができそうであろうとなかろうと、問題が起こっている事実はいつでも相談する
- 問題解決への進捗状況、解決できそうかの見通し、懸案事項などを伝える
- あらかじめメールやメモで報告しておき、上司のスケジュールを確認して手すきであろう時間帯に声をかける
  - ・上司がメールをすぐ読むタイプ：報告と確認したいポイントを簡潔にメールしておく
  - ・上司がメールを読まないタイプ：メモ書きして渡しておく
- 会議や外出の直前は声をかけることを避ける。どうしても今すぐ確認したいことがある場合は、「歩きながらで結構ですので至急確認させてください」と一緒に行動しながら聞くなどする

図1 **連絡の基本**

- 5W2Hを用いて的確に伝える
- 主語、述語、数を明確に伝える。形容詞は受け取り方に個人差があるので、なるべく使わない
  - ・例：昨日（When）、私の病棟では（Where）師長が休みだったので（Why）、リーダーだった私が（Who）主任と相談して、昨日体調不良で休んだ日勤スタッフと明日忌引きになった夜勤スタッフ計2名の（How many）の勤務調整を（What）しました

■5W2H

When	いつ	昨日
Where	どこで	私の病棟では
Who	誰が	私が
What	何を	勤務調整を
Why	なぜ	師長が休みだったので
How many How much	どのくらい	スタッフ計2名の

スタッフの
立場から

08　中途採用者とのコミュニケーションがうまくいかない…。

中途採用者が病棟に入ってきましたが、しばらく現場を離れていたのと、今の病棟の
方法に慣れていないせいかまごまごしていて、なんとなく敬遠してしまいます。この
ままじゃいけないとは思ってはいるのですが……。どう考えるとよいですか？

A1　マンネリ化を防ぐためにも「多様性」を受け入れる気持ちをもつことが大切です。

(任　和子)

戦力になってもらうために、仲間として気持ちよく教える姿勢をもつ

　中途採用看護師には、1日も早く独り立ちして戦力になってほしいものですね。しかし、このままいくと、戦力どころか退職されてしまうかもしれません。この相談の問題点としては、「現場を離れていたこと」「今の病棟の方法に慣れていない」という2つの要因があるようです。

　「現場を離れていたこと」については、経験とともにできることが増えていくでしょうし、戦力になってもらうために、仲間として何でも気持ちよく教える姿勢をもつことが重要です。

　一方、「今の病棟の方法に慣れていない」という点については、自分たちも中途採用看護師から学ぶ姿勢をもつことが大切であると考えてみましょう。経験のある看護師を受け入れることは、「その看護師のもつ経験を、自部署に取り込むことのできる絶好のチャンス」と前向きにとらえてみることです。例えば、患者誤認のためのダブルチェックのしくみも病院によってかなり異なりますから、中途採用の方に前の病院のやり方を聞いてみるのもいいでしょう。そうすることで、習慣化して実施している看護ケアや管理業務について、なぜそうするのかを問う

きっかけにもなると思います。

　看護師はチームで成果を上げる特質があり、均一化した集団になりやすいといえます。同質であるほうが、コミュニケーションがとりやすく安全なケアができますが、ともすれば、それはマンネリ化を生じさせ、排他的な組織をつくることになりかねません。多様性を引き受けることは、標準化を進め、質を向上させることにつながります。

企業でも注目されているダイバーシティ（多様性の受容）

　多様性の受容は「ダイバーシティ」といわれ、経営戦略として推進している企業が業績を伸ばしていることから注目されています。ダイバーシティは、その展開過程において、「抵抗ー同化ー分離ー統合」の4つに区分できるといわれています[1]。近年は、同化と分離の間に「多様性尊重」を入れた5つの区分が提唱されています（図1）。

　ぜひ、統合に向かってチャレンジしてみてください

引用文献
1. 谷口真美：ダイバーシティ・マネジメント．白桃書房，東京，2005.

図1　ダイバーシティ形成段階と中途採用看護師のマネジメントの例

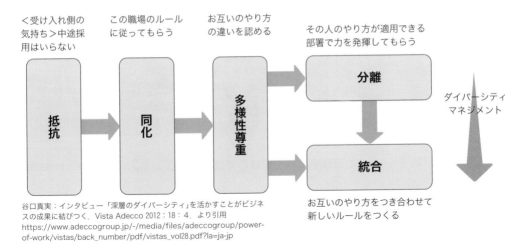

＜受け入れ側の
気持ち＞中途採
用はいらない

この職場のルール
に従ってもらう

お互いのやり方
の違いを認める

その人のやり方が適用できる
部署で力を発揮してもらう

抵抗 → **同化** → **多様性尊重** → **分離** → **統合**

ダイバーシティ
マネジメント

お互いのやり方をつき合わせて
新しいルールをつくる

谷口真実：インタビュー「深層のダイバーシティ」を活かすことがビジネスの成果に結びつく．Vista Adecco 2012；18：4．より引用
https://www.adeccogroup.jp/-/media/files/adeccogroup/power-of-work/vistas/back_number/pdf/vistas_vol28.pdf?la=ja-jp

---

A2 病棟のローカルルールを見直せるチャンスと思いましょう！　　　　（久保田聰美）

　中途採用看護師への対応は、どこの病院も苦慮していますね。相談者の様子からすると、なんとなく仲間はずれになっているのが気になりながらも、自分にも余裕があるわけではなく、うまく対応できていないと思う一方で、「このままではいけない」という気づきもある——あなたのような中堅ナースが病棟にいると、師長も心強いですね。

部署での指導のゴールを明らかにしよう

　まず整理しないといけないのは、病院全体で担う教育システムと、部署単位のものを区別することです。すべてを現場で解決しようとする必要はありません。全体で行うことが明確になれば、部署単位での対応も少し楽になりますね。
　そして、次に取り組むのが、当該部署のシステムです。中途採用看護師といっても背景はさまざまです。新卒のナースにはプリセプターや指導担当者を決めても、中途採用者の指導担当者は明確になっていない場合が少なくないようです。担当者が決まっていないようでしたら、その課題に気づいた相談者のような人がまず聞いてみましょう。
　とまどっている原因が、単に業務の手順の違いなのか、慣れの問題なのか……。もしかしたら、教える人によって違う手順で混乱している、なんて笑えない話もよく耳にします。そこを確認してから、次の一歩を踏み出してみてください。中途採用者への指導は、例えば本来標準化されていたはずの手順にローカルルールが発生していないか確認するチャンスにもなります。部署ごとに中途採用者が複数いる病院では、横のつながりをもつきっかけにもなるでしょう。さまざまな相乗効果も期待できます。
　新しいスタッフが増えたときには、今までなんとなく“あたりまえ”だと思ってこなしてきた業務を見直すよい機会ととらえて、取り組んでみてはいかがでしょうか。そうした取り組みが、みんなにとって働きやすい職場づくりにつながっていくのです。

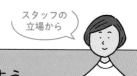

スタッフの
立場から

09 看護助手さんの言動についイラッとしてしまう…。

うちの病棟にはエイドさんが増えてきています。頼りにしたいとは思いますが、患者さんに、「看護師さんに聞いてください」と言っているのを見て「他人ごと!?」と、ついイラッとしてしまいます。かといって、いろいろされても「リスクを考えようよ！」「ナースがやるのに！」と思ってしまって、複雑です。効率的にいっしょに働く「正しい方法」はありますか？

A1 まずは「現場モード」での業務基準を作成してはどうでしょう。 （久保田聡美）

　相談者の"イライラ"の原因はどこにあるのでしょうか？　お気づきのように、急性期病院にも看護助手の方が急速に増えてきています。その呼び名はさまざまで、相談者の病院のような「エイド」の他、「アシスタント」「クラーク」「メッセンジャー」「ポーター」「助手」など、名称からその業務内容を連想させる工夫がなされています。

病棟によって役割・業務範囲は異なる

　注意しなければならないのは、同じエイドさんでも、病院によって業務内容は決して同じではないという点です。看護師の業務内容でさえ病院の機能に伴った標準化がされていないのに、そこをサポートする「看護助手」の業務内容が規定されにくいのはあたりまえといえばそうなのでしょうが、それでは現場は困りますよね。

　そこで、日本看護協会からも、看護補助者との働き方に関するさまざまなガイドが出されています[1,2]。ぜひ、そうしたガイドを参考にしながら、現場に即した基準を病棟でつくることをお勧めします。特に、『看護チームにおける看護師・准看護師及び看護補助者の業務のあり方に関するガイドライン及び活用ガイド』には、チームの一員としての看護補助者との協働の姿が示されています。ここで強調されていること

は「看護管理者」「現場の看護師・准看護師」、そして「看護補助者」それぞれの立場における「管理責任」「実施者責任」を果たせるためのしくみづくりです（表1）。そして、そのしくみをうまく機能させるために最も大切なのが、お互いを尊重しあうコミュニケーションです。忙しい医療現場において無資格の立場の人が働くことは、当人にとって予想以上のストレスです。報告・連絡・相談はどんな場面でも基本中の基本ですが、わかっていても"殺気立っている看護師さん"にはなかなか声をかけづらいものです。

　サポートしてくれるはずの看護助手にイラつくことがないよう、お互いの立場を尊重しあえる職場風土づくりを心がけましょう。その鍵を握るのは相談者自身かもしれません。

表1 看護補助者との業務基準づくりのポイント

● 看護管理者 ● 現場の看護師	→	ケアにおける"管理責任"を果たすためにはどうするとよいか
● 看護補助者	→	ケアにおける"実施者責任"を果たすためにはどうするとよいか

引用文献（いずれも2022/9/26アクセス）
1. 公益社団法人日本看護協会：平成24年度厚生労働省看護職員確保対策特別事業・看護補助者活用事例集（平成25年3月）．
https://www.nurse.or.jp/home/publication/pdf/fukyukeihatsu/kangohojyosha-jirei.pdf
2. 公益社団法人日本看護協会：看護チームにおける看護師・准看護師及び看護補助者の業務のあり方に関するガイドライン及び活用ガイド．2021．
https://www.nurse.or.jp/home/publication/pdf/guideline/way_of_nursing_service.pdf?ver202111

A2 協働体制を整備するために、それぞれの役割や責任を明確化しましょう。(渡邊千登世)

医師をはじめとする医療従事者のタスク・シフティングを進めること、さらには看護職の負担軽減のために、国では、2010年度(平成22年度)の診療報酬改定で「急性期看護補助体制加算」を新設したのを皮切りに、「夜間急性期看護補助体制加算」や「看護補助加算」を新設してきました。2022年度(令和4年度)の診療報酬改定では、「看護補助充実加算」を新設し、看護師長等、病棟の全看護職員、看護補助者がそれぞれ研修を受講することを義務化しました[1]。

一方、日本看護協会でも、『看護チームにおける看護師・准看護師及び看護補助者の業務のあり方に関するガイドライン及び活用ガイド』(2021年改訂)[2]を策定するなど、看護補助者の活用を推進してきています。そして、看護補助者との協働のための研修プログラムを作成し、プログラムに基づくオンデマンド研修を2022年9月より配信することになっています[3]。看護補助者との協働は、今後ますます重要になっていくでしょう。

具体的には何を決める? 何をつくる?

適切な協働体制を整備するためには、まず以下のそれぞれの役割を明確にし、責任の範囲を明文化しておく必要があります。
- 看護管理者(=看護補助者の管理や教育の責任を負う)
- 業務を依頼する看護職員(=業務を依頼するうえで行った判断や依頼内容の責任を負う)
- 看護補助者(=依頼された業務の実施者としての責任を負う)

看護補助者の人たちが「看護師さんに聞いてください」と言わなくてよいように、自分の責任でどこまで実施していいのかを理解してもらうことが大切です。また、これらを踏まえたうえで具体的な「業務基準」「業務マニュアル」「タイムテーブル」などを整えておくとよいでしょう。

そして、看護補助者がチームメンバーの一員として、責任ややりがいをもって働けるかという「環境づくり」も重要です。看護補助者の方たちの医療現場や社会経験の背景はさまざまです。看護補助者の教育体制や、チームの一員として参加する申し送りの方法を検討したり、患者さんや家族とともに、チームメンバーとして「役に立つことができた」という実感をもてるようなフィードバックの方法などを検討する必要があるでしょう。

引用文献(いずれも2022/9/26アクセス)
1. 厚生労働省:令和4年度診療報酬改定の概要入院IV(働き方改革の推進,横断的個別事項),医療機能や患者の状態に応じた入院医療の評価.
https://www.mhlw.go.jp/content/12400000/000920427.pdf
2. 公益社団法人日本看護協会:看護チームにおける看護師・准看護師及び看護補助者の業務のあり方に関するガイドライン及び活用ガイド. 2021.
https://www.nurse.or.jp/home/publication/pdf/guideline/way_of_nursing_service.pdf?ver202111
3. 公益社団法人日本看護協会:看護補助者との協働の推進.
https://www.nurse.or.jp/nursing/shift_n_share/nurse_aide/index.html

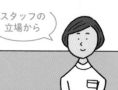

10 Ｑ **バリバリのナースにうまく対応したい…。**

30歳代前半のバリバリのナースが病棟にいるのですが、「天狗」になっているようで困っています。高飛車な態度で、先輩・後輩に遠慮なくダメ出しします。それでいて、事務的なことがけっこう抜けていて周囲がフォローすることも多いのです。キャリアも知識も豊富で、病棟のレベルアップに貢献できる力はあるはずなのに、もったいないと思います。同年代として、どのようにかかわれば彼女の力を活かせるでしょうか？（ちなみに私は、そんなキャリアや自信はありません……）

A1 本人はどう思っているのでしょうか？　思い切って、あなたの考えを伝えてみてはどうでしょう。

(久保田聰美)

難しい問題ですね。30歳代前半というと、看護師になって7〜10年目前後の、キャリアの模索をする年代でもあります（図1）。強い態度は不安の裏返しかもしれません。「自分なりに勉強してきたことを病棟のスタッフにも伝えたい」「病棟のレベルアップをしたい」という思いがあるからこそ、先輩や後輩にも伝えようとしていますよね（その伝え方には問題があるようですが……）。

バリバリナースを活かす 「調整役」をぜひ！

ダメ出しをしたり、高飛車な態度というのは周囲が評価することであって、本人にその自覚があるかどうかが重要なのではないでしょうか。そして、周囲に厳しい意見を言いながらも、事務的な業務がけっこう抜けていて周囲にフォローしてもらっているその事実を、本人はどのようにとらえているのでしょうか。この文面から予測すると、そのことは伝えていないように思われます。

相談者が、同年代の同僚として「彼女の力を活かしたい」「病棟のレベルアップに貢献してもらいたい」という思いがあるのでしたら、そうした事実を率直に伝えてみるのはいかがですか？　意外と素直に受け入れるかもしれませんよ。

その前に確認しておきたいことがあります。あなたはなぜ自信がないのでしょうか？　知識不足だからですか？　彼女のバリバリの態度を見ていると自信がなくなってきますか？　病棟の核となる大切な「人財」であるあなたにも、少し自信をもって、彼女に建設的な意見を言える調整役を担ってもらえると師長は助かるなあと、ふと思いました。

豊富な知識を病棟の看護の質向上に活かすために、一人ひとりのナースに、大切な役割があるように思います。

図1 キャリアの発達段階：生活段階と下位段階

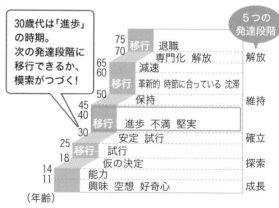

Super DE：New dimensions in adult vocational and career counseling. 1985.
岡田昌毅：新版キャリアの心理学. 渡辺三枝子 編著, ナカニシヤ出版, 京都, 2007：40.
以上2文献より引用

A2 コミュニケーションの悪循環を改善するようにしましょう。　　　　　（渡邊千登世）

本人は気づいていないかも しれない

　20歳代後半から30歳代前半で仕事にやりがいを感じて、ひた向きに仕事をする時期があるのはよいことだと思います。「バリバリ」の時期は、誰にでも覚えがあるのでは？　ある程度の知識や技術を身につけて、何でもこなせるようになった「自分に酔う」時期は、あってもよいのではないでしょうか。よく看護管理者から「中堅の看護師の元気がない」ことや「モチベーションが下がっているのをどうしたらよいか」という相談があるのに比べて、この方にはその心配がありません。

　ただ、仕事ができるにもかかわらず「天狗になっている」「高飛車な態度」という評価は、厳しさのあまり独りよがりになっている部分を評価されてしまっていますね。彼女にとって残念なことです。周りの人たちもきっと、仕事ができるからこそ彼女の横柄な態度にがまんしたり、彼女の失敗をフォローしている事実を伝えないでいたりしているのではないでしょうか？本人には悪気はなく、また、気づいていないだけかもしれません。

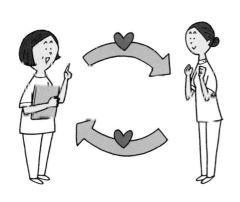

「意欲」と「協調性」が チームを決める

　チームの力をよりよく発揮するためには、メンバー一人ひとりの「意欲」だけでなく「協調性」が必要です。相手の意見や行動を理解し、自分と違っていても調整できる能力が「協調性」であり、これを大切にする姿勢が「協調性のある姿勢」です。

　今回の場合、相互に意見や行動を理解するというコミュニケーションができていないように思います。「バリバリのナース」は悪いところを指摘するだけで改善の提案をしないので、周りの人は受け入れられません。また、周りの人は、彼女が事務的な仕事のルールを守れるように提案しておらず、フォローされていることを彼女は理解していません。これはコミュニケーションの悪循環です。

　相談者は、彼女が病棟で活躍できる力があることを信じていて、なおかつ同年代なのですから、このあたりの悪循環を解消するために、彼女と率直に話されてはどうでしょうか？　間に立つのはとても難しいことですが、「あなたの力をチームの中でより発揮するため」であることを強調しながら話し合うと、聞く耳をもってくれるのではないでしょうか。また、病棟のマネジメントの責任者は師長です。よりよいチームワークのために、チームメンバーに働きかけてもらうよう師長へ提言されてみてはいかがでしょうか？　個人の能力を最大限に活かして働くことが、仕事の質向上へつながり、個々のやりがいにもつながります。

　あなたの働きかけで、よりよく改善されるでしょう。

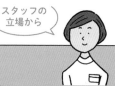

11 **Q** **効果的に会議やミーティングを進めたい…。**

意見を言う人が決まっていたり、会議のテーマが初めてその場で知らされたり、会議の目的が明確でなかったり……。「時間のムダだった」と感じる会議が多すぎます。あるいは、意見や提案をするとその役がまわってくるので、提案したくない気持ちにも。結果的に「声の大きい人・勢いのある人」の意見やポジションパワーでものごとが決まってしまうこともあります。効果的な進め方はありますか？

A1 ファシリテーター（中立的な進行役）を置くと、会議やミーティングが進行しやすいこともあります。

(渡邊千登世)

会議の目的は、「最大限の合意形成」 ──そのための方法を探りたい

　会議は私たちの日常業務をスムーズに進めるための重要な業務の一つですが、「会議やミーティングの効果的な方法」についての悩みはよく耳にします。相談者もすでに毎回の会議の問題を認識されているように、私も病棟ミーティングや師長会などの会議で「効果的で生産的なものにするにはどうしたらよいのだろうか」と考え、さまざまな方法に取り組んできました。

　確かに指摘のように、意見の強い人によって強引に決定されたり、提案者だけにその後の役割を押しつけられたりするようでは、参加している人たちが満足できるような会議にはならないでしょう。会議のなかで重要なのは「コンセンサスを得ること」、つまり「グループ内での最大限の合意形成ができること」です。

　そこで、私が注目して参考にしていたのが「ファシリテーション」です。フラン・リースの著書『ファシリテーター型リーダーの時代』[1]のなかに、たくさんのヒントがありました。

　本書によると「ファシリテーターとは、メンバーの参加を促しながら、グループを導き、グループ作業を容易にする人のこと」とあります。会議のなかでファシリテーターは決定権をもたず、中立な立場で、積極的に意見に耳を傾け、メンバーにもそうするように求めます。発言者が偏らないように配慮し、参加意欲を促し、メンバーの発言を記録し、整理し、要約し、コンセンサスへ導くように道筋をつけるという役割を果たします。

　少し抽象的になりましたが、このようなファシリテーションのスキルが、会議では有用です。また、具体的には 表1 のような方法があり、十分活用できると思います。

　このような会議を管理する工夫やヒントを得て、試しながら改善していくことを提案されてはいかがでしょうか（p.117 Part 2「リーダーシップ」Q2参照）。

引用文献
1. フラン・リース 著, 黒田由貴子 訳：ファシリテーター型リーダーの時代. プレジデント社, 東京, 2002.

参考文献
1. 釘山健一：「会議ファシリテーション」の基本がイチから身につく本. すばる舎, 東京, 2008.
2. 堀公俊：ファシリテーション入門. 日経文庫, 東京, 2004.

表1	会議を効果的に進めるためのヒント

①会議は定刻に始まり、定刻に終わるようにする
②会議の目的を参加者間で確認する
③会議のルール(事前に提示された議題の意見を考え参加する、反対の場合は対案を出すなど)をつくり、全員で確認してから始める
④自由な発言ができる雰囲気づくり(机の配置、考えをまとめる時間をつくる)
⑤自由な発言を歓迎する
⑥ホワイトボードに意見を書き、考えをまとめる
⑦終了前に会議のフィードバックをする
など

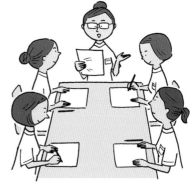

会議を効果的に進めるには、ファシリテーター(メンバーの参加を促す人)が重要

A2　ミーティングの目的が「決定」なのか「情報共有」なのかを見きわめて進行しましょう。

(任　和子)

まずはミーティングの目的をはっきりさせる

　病院や看護チームに限らず、"時間のムダ"と感じるようなミーティングが多いのが実情ですね。勤務時間内は忙しく、交代制勤務もあり、時間がとりにくいなか、せっかく集まるミーティングです。効率的・効果的な運営をしたいものです。

　まず、ミーティングの目的は何なのかを、召集する人はもちろんのこと、参加者もわかっている必要があります。自分が最近参加したミーティングを思い出してみてください。それは、「①何かを決めるか」「②情報共有するか」のどちらかだったのではないでしょうか。もし目的が情報共有のみの場合は、連絡ノートや勤務交代時の申し送りなど、他の方法に変えられないか見直してみましょう。

　一方、何かを決めるためのミーティングは、集まる価値が高いといえます。一人の考えではなく、多方面から検討して最終決定をすることができます。また、決まったことをどのように

役割分担して、タイムスケジュールを立てて実行するかを検討するには、関係者が集まって議論したほうが、調整がスムーズです。やるべきことを決めて、実行可能性のある計画を立てるためにミーティングはあると思うと、すべての参加者が積極的になれるのではないでしょうか。

「アイデア出し」と「決定ミーティング」を区別して開催

　ときどき議論が右へ左へと飛んで収拾がつかなくなり、時間がオーバーしたり、時間切れで終了になることがあります。このようなことを防ぐために、「a:多数のアイデアを出すブレーンストーミング」と「b:何かを決めるミーティング」を、最初から区別して開催したほうがよいと私は思います。

　また、テーマに関する参加者の理解度や情報量に差があるために、意見を言う人と言わない人が出てしまう場合があります。そのために、議論のための情報共有の時間をミーティングの最初にとることもありますが、できる限り事前に、ミーティングの議題と一緒に資料を送付し

たり、確認するべき事項を明確にしておきます。ミーティングに参加する際は、各自が資料に目を通すなど準備をしてから参加する習慣をつけるとよいでしょう。これを実行するだけでも、ミーティングに対する姿勢が変わります。

ミーティング運営は、召集する人、つまり司会者に大きな責任と権限があります。相談者はベテランなので、召集する側に回る機会もあると思います。①会議で何をするのかはっきりさせて召集する、②事前に資料を配付する、③時間を守る、この3点を実行するだけでも、ミーティングは大きく変化すると思います。

COLUMN

効率的で実効ある会議にするためのファシリテーターの役割

会議は、数人の人が集まってグループで行う活動の基本です。ただ、ルーチン化され内容の伴わない形骸化した会議が多いのも事実でしょう。会議を実効あるものにするためには、渡邊先生の回答にあるように、ファシリテーターの役割が重要です。会議におけるファシリテーターの役割について、フラン・リースの著書から追加しました。

会議を生産的なものにするためには、表に示したようないくつかの原則があるとされています。

表　会議を生産的なものにするための原則

①会議はどうしても必要なものだけ開催する
②妥当な成果を出すことに集中する
③なるべく事前に参加者に宿題を出しておく
④出席すべきメンバーが必ず出席できるようにする
⑤予定した時間に開始し、終了する
⑥開放的で信頼感にあふれる雰囲気づくりをする
⑦気分転換やちょっとした懇親のための時間を設ける
⑧作業方法、視覚的な資料、デモンストレーション、資料の色づかいに配慮する
⑨講演者の選定には、楽しさや変化をつける

会議を開催する際には、雰囲気づくりや気分の高揚が必須です。それは、会議の開始時や終了時にどのような活動をするかに左右されます。会議を始めるときは、できるだけ短時間で、グループメンバー全員が100％集中して会議に臨めるようにすることが大切です。ファシリテーターは、最初に参加者に歓迎の言葉を述べ、会議の進行の仕方を具体的に説明します。そして、メンバーを紹介し、会議の目的と全体の流れをおおまかに伝えます。

ファシリテーターは、会議の開始時と終了時に行うべき活動について自分だけでブレーンストーミングを行い、ファシリテーターとして必ずやらなければならない役割について確認しておく必要があります。

(編集部)

参考文献
1. フラン・リース著，黒田由貴子訳：ファシリテーター型リーダーの時代．プレジデント社，東京，2002．

CHAPTER 03

HUMAN RESOURCE DEVELOPMENT / CAREER DEVELOPMENT

人材育成・
キャリアディベロップメント
をめぐるQ&A

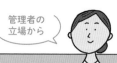

管理者の
立場から

01 職場になかなか適応できない新人を上手にサポートするには？

職場になかなか適応できない新人がいます。メンタル面も含めて、どのように支援すればよいでしょうか。

A. 新人の思いと向き合ったうえで、新人だけの問題とせず、受け入れる側の職場環境も見直しましょう。

(久保田聡美)

ここがポイント

☑ まずは師長や主任が、新人の思いをきちんと傾聴する。
☑ 周囲の評価の情報収集と評価の偏りの是正に努める。
☑ 周囲の評価を新人にフィードバックして自覚を促す。

新人の思いと向き合う

　まず、新人本人（仮にAさんとします）の思いを傾聴しましょう。周囲が「適応できない」と思っていても、本人は意外と平気だったり、周囲が予想している以上に落ち込んでいたりと、状況はさまざまなはずです。師長であるあなた自身がAさんの思いと向き合うことで解決する場合もあります。なぜなら、新人の立場から考えると、師長が自分を心配してくれて、自分の思いをきちんと聴いてくれるというだけでも救われることが多いからです。

周囲の評価の確認

◀ 1. 評価の妥当性の検討

　Aさんは「大丈夫だ」と言っていても、周囲のスタッフが困っているということも少なくないでしょう。しかし、早く適応させようと周囲が焦ると、その思いがAさんに伝わり、悪循環になる恐れがあります。こんなときは、Aさんを何とかしようと、Aさんに注意がいきがちですが、周囲の評価にも少し目を向けてみましょう。周囲がAさんに早く適応してほしいと思う理由は何でしょうか？　早く夜勤をできるようになれば、自分たちが楽になるからでしょうか？周囲の要求が早急だったり、厳しすぎたりすることはないでしょうか？　しかし、周囲が厳しすぎるとしても、そのままスタッフに返しては「新人ばかり大事にして」と反感を買うばかりです。まずは、Aさんに対する周囲のスタッフの評価に関する情報収集に努めます。

◀ 2. 他の新人との比較

　他に新人（仮にBさんとします）がいる場合、Bさんが優秀すぎるということはありませんか？　他人と比較してはいけないと口では言っていても、比較するのが人間の性です。AさんとBさんは同期の新人であっても、それぞれの成長段階があります。段階に合った指導が大切であることを、周囲にも再確認する必要があります。

　他に新人がいない場合、一人っ子状態であるAさんを周囲が過保護に扱っていませんか？ただし、去年の新人や他部署の新人のような、環境の違う相手と比較しないように注意しま

しょう。

3. 多数の意見を収集

　冷静・客観的に評価しても、Aさんが職場に適応できていないと思われる場合は、周囲（直接指導にあたるスタッフだけでなく、教育担当の師長や他部署のスタッフにも）から多くの意見を聞き、それぞれがどこを問題だと思っているかを分析します。意見を聞くときに、Aさんがきちんとできている点もあわせて聞いておくと指導時に役立ちます。

　意見をすり合わせながら、Aさんが適応しにくくなっている原因を探り、総合的に判断し、

部署全体でのAさんの支援方法を考えます。

再度新人の思いと向き合う

　支援方法を考えることと並行してAさんと再度面談を行い、最初の面談から変化したこと、自己評価と他者評価のズレに着目します。ほとんどの場合で評価にズレがあるため（表1）、できるだけ具体的な事例で振り返りをすることが大事です。努力を重ねてもAさんに変化がみられない場合には、周囲が疲弊しないうちに環境を変えること（部署異動など）を考慮しましょう。

表1　Aさんの自己評価と他者評価のズレ

自己評価のパターン	対処（例）
1.「Aさんの自己評価＜他者評価」（過小評価）の場合 ●本当はできていても「自分はだめだ、できていない」と思い込んでいるパターン	●情報収集の際に「きちんとできている」と周囲が評価していたことを具体的に伝える（概念的だと効果はほとんどないので注意する） ●自信をもつことで積極的に取り組めるように支援する
2.「Aさんの自己評価＞他者評価」（過大評価）の場合 ●できていない自分に冷静に向き合えていないパターン。最近の職場に適応できない新人に多く、対応が難しい	●病識がない患者さんに自覚してもらうときと同じ要領で考える ●新人指導のチェックリストなどのツールを活用し、できていない点を可視化する ●できるだけ具体的な場面でのケアや看護技術の実践の振り返りを行う ●患者さんに迷惑をかけることが危惧される場合はロールプレイやシミュレーターを使い、もう一度実際にやらせて、できないことを自覚させる ●できているつもりでもできていないことに気づかせ、気づかないことがどうして問題なのかがAさんに伝わる方法を選択する

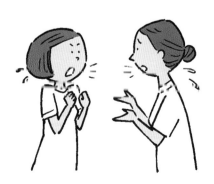

管理者の
立場から

02 嘘をつく新人に有効な指導とは？

ミスを問いただすと嘘をつく新人には、どのような指導をすべきでしょうか？

A. 嘘をつく背景にある新人の思いに気づくことからスタートし、責める態度でなく共感の姿勢で接しましょう。

(久保田聰美)

ここがポイント

☑ 嘘をついていると決めつける前に聞く耳をもつ。
☑ 開いた質問(open questions)を効果的に使い、自分の言葉で自分の悪かったところを語らせる。
☑ まず、いったんは受け止める姿勢で、肯定形で返事をする。

「嘘をつくなんて！」と評価する前に

「ミスを問いただす」という表現を聞いただけで、私も逃げ出したくなってしまいます。その新人(仮にCさんとします)は、本当に嘘をついているのでしょうか？ 自分のミスを、怖い先輩(Dさん)に問いただされて、頭が真っ白になって何とかこの場を逃れたい一心で、何を言っているのかわからないまま、ポロリと出た一言が少し違っていたということではないでしょうか？ そんな甘いことを言っていては、患者さんの命を預かるナースとしては失格ですか？

確かに厳しい指導も大切です。しかし、誰でもミスをしたときは、「しまった！ どうしよう」と思いますよね。小さいころ、わざとじゃないのに物を壊してしまったときなど、お母さんに「言い訳をしてはいけません！」と怒られたことはありませんか？ 嘘をつくつもりはなくても、ついつい言い訳や言い逃れをしたくなるものです。そういう心理状態のときにさらに問い詰められれば、「言い訳の言い訳＝嘘」に近いことを言ってしまうこともあります。具体的な

場面を想定して、 表1 の2つの会話例を比べて考えてみてください。

開いた質問(open questions)と受容の言葉

表1 の会話1と会話2における場面設定はまったく同じです。それなのに、最後がこんなに違ってしまうのはどうしてでしょうか。会話の流れのポイントを確認してみると、導入部分から、会話1(悪い例)は「はい」か「いいえ」で答える閉じた質問(closed questions)で追い詰めているため、Cさんの返事はほとんど「いいえ」から始まっています。

一方、会話2(よい例)では、開いた質問(open questions)を効果的に使っているので、Cさんに考える時間を与え、自分の言葉で自分の悪かったところを語ってもらっています。そして、必ずCさんの思いを受容しているので、閉じた質問に対しても、Cさんの返事が「はい」から始まることが多くなります。

新人との会話に限らず、相手の返事に(自分の問いも)、「でも」「いいえ」「だけど」といった否定形の表現が増えているときには危険信号です。まずは、「そうね」「そうだねえ」「確か

表1	2つの会話例

■会話1（悪い例）

Dさん：Cさん、あなたまた患者さんの採血に失敗して3回も刺したそうじゃない。今朝私が確認したとき、「採れた」って言ったでしょ?!　どうしてそのときに言わなかったの?!

Cさん：いいえ、言おうとは思ったんですけど、Dさんが忙しそうだったので……。

Dさん：忙しいとか、そういう問題じゃないでしょ！　「何回も刺しておいて、『すみません』のひと言もなかった、先輩の指導不足だ」って私が患者さんに怒られたじゃないの！

Cさん：すみません。早く次の患者さんの採血をしないといけないと思っていたら……。

Dさん：また言い訳する！　「すみません」の一言を言うのに何秒かかると思ってるの！　だいたい今回のことだって、黙っていればばれないと思ってたんでしょう？

Cさん：いいえ、ばれないとかではなくて「採れた？」って聞かれたから「採れました」って言っただけで……。

Dさん：だ・か・ら！　採血で採れたって言ったら、普通は1回で採れたことを指すの！　常識でしょ！　おまけに患者さんに謝らないし、すぐ嘘をつく！……まったく、常識もなければ、嘘をついている自覚もないなんて話にならないわ！

Cさん：……。

■会話2（よい例）

Dさん：Cさん、さっき患者さんから聞いたんだけど、採血で3回も刺したんだって？　今朝確認したとき、何て報告してくれたっけ？

Cさん：「採れました」って……。言おうとは思ったんですけど、Dさんは忙しそうだったので、つい……。

Dさん：そうかぁ、朝バタバタしてたからねぇ。失敗したことを言ったら怒られると思った？

Cさん：はい……。すみません。言いにくくて……。

Dさん：言いにくかったかぁ。でも言ってほしかったなぁ。「採れた」って言われたら何事もなく1回で採れたって思うからね、こちらは。わかるでしょう？　他に報告し忘れていることはない？

Cさん：はい、わかります。あと、何回も刺しちゃったのにまだ採血しなければいけない人がいっぱいいたので、そのまま次に行ってしまいました。「すみません」と言うとすごい悪いことしたような気もして……。

Dさん：そうかぁ、それは困ったねぇ。せめてそのときに報告してくれたらうれしかったかな。

Cさん：すみません。次から気をつけます。

Dさん：じゃあ、一緒に患者さんに謝りに行こうか？

にね」「そうかぁ」といった、いったんは相手の意見を受け入れる肯定形の返事を意識して使うだけでも、会話の流れは変わってきます。一度試してみてください。

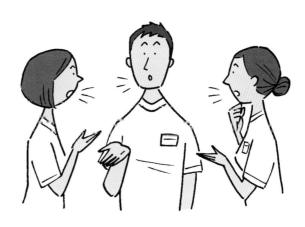

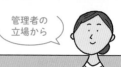

管理者の
立場から

03 ミスが多く、先輩の指導を素直に受け入れない新人に対しては？

ミスばかり起こし、先輩の指導を素直に受け入れない新人がいます。どのように指導していけばよいでしょうか。

A. ミスの内容やミスを起こす背景、先輩の指導とのマッチングを確認しましょう。

（久保田聰美）

ここがポイント

☑ ミスの内容とミスを起こす背景を正確に分析する。
☑ 先輩の指導とマッチングを確認する。
☑ 新人だけの問題ではなく、病棟全体の問題ととらえて取り組む。

ミス内容の冷静な分析

「ミスばかり起こす新人」という表現だけみても、かなり周囲から厳しい評価を受けている状況が伝わってきます。Part 2「人材育成・キャリアディベロップメント」Q1・Q2 (p.76～78)での回答と重複してきますが、まず周囲の評価を精査することから始めます。できるだけ具体的な状況に関して、ミスの内容、発見過程（誰がどういう状況で）、日時、勤務帯、時間帯、同じチームの勤務者（その日の指導者）などを体系的に把握します。

今回は、こちらで設定した事例での新人（Eさん）のミスの分析と指導をとおして、検証の仕方を示してみます。

事例での検証

◀ 1．人物紹介

・Eさん：入職約3か月目の新人、ミスが多いと言われている。
・Fさん：2年目の先輩ナース、Eさんのプリ

セプター。熱心だが厳しく接するため、そばにFさんがいるとEさんは萎縮気味になる。
・Gさん：2年目の先輩ナース。まだ自分のことで精一杯で、Eさんの指導は十分ではない。
・Hさん：3年目の先輩ナース。やさしく、ていねいに指導するので、EさんはHさんに心を開いている。

◀ 2．新人Eさんのミスの分析

約2週間のEさんのミスを 表1 に示します。短期間に多くのミスが起こっていますが、Eさんに同情する点も多いことに気づきますね。もちろんEさん自身の問題もあるようで、どうも点滴や薬に間違いが多いようです。○月5日の準夜では、入院処理の初めての独り立ちのところにバタバタと入院が続き、大変だった様子が伝わってきます。そんなときに指導者のGさんはどんなフォローをしていただろうか……というのが、管理者として気になるところです。

また、Eさんは、Fさんがそばで見ていると萎縮してしまいますが、Hさんには心を開いています。ミスを繰り返す背景には、必ずと言っていいほど、こうした人間関係も影響しています。

表1　新人Eさんのミスの分析

	日時	勤務	ミスの内容	ミスの発見過程	指導者	備考
1	○月2日16時	日勤	点滴準備手順間違い	準備中、Fより指摘	F	指摘3回目
2	○月3日15時	日勤	内服薬渡し忘れ	Fより指摘	F	指摘5回目
3	○月5日19時	準夜	書類処理間違い （閉じる順番が違う）	翌日、日勤のFより指摘	G	入院処理独り立ち初
4	○月5日20時	準夜	入院時食事入力ミス （指示受け間違い）	同上	G	入院処理独り立ち初
5	○月5日21時	準夜	眠前薬渡し忘れ	同上	G	指摘6回目
6	○月8日18時	日勤	点滴準備間違い （インスリンの記載抜かり）	準夜のHより指摘	F	指摘2回目
7	○月9日19時	日勤	夕食前薬渡し間違い （食後として渡している）	準夜のHより指摘	F	理解不足
8	○月15日20時	準夜	トイレ誘導時転倒 （患者さんを支えきれず一緒に尻もち）	指導者のH発見	H	初

Fはプリセプター

表2　師長とEさんの面接

> 師長：Eさん、最近仕事のほうはどうかなぁ。
> Eさん：すみません。ミスばっかりして。
> 師長：気にしてるのね。
> Eさん：それは……。何回も同じこと言われるし。
> 師長："何回も"って、具体的には?
> Eさん：注射の準備とか、患者さんの薬の内容の確認とか。
> 師長：そうか。わかってるんだ。
> Eさん：もちろんです……。あれだけ何回もFさんに言われたら、紙に書いて何度も確認してます。
> 師長：そうかぁ……。今週に入って減ってきてるわね。
> Eさん：いいえ、減るのではなくてゼロにならないと意味がないって。
> 師長：意味がない?
> Eさん：はい、Fさんが言ってました。余計なことはするなって。
> 師長：余計なことかぁ。厳しいねぇ。ただ8日と9日のことは内容的にちょっとね。
> Eさん：はい、Hさんにも言われました。一歩間違えたら大変なことだって。
> 師長：そうよね。でも手順では、日勤が準備することにはなってないことだしね。
> Eさん：はい、でも先輩たちはよく「準備してるからね」ってやっていたので、私もHさんが少しでも楽になればって思って。そのことを伝えていなかったのは私が悪いんですけど。
> 師長：そうか、Hさんの役に立ちたかったんだ。

◢ 3. 新人Eさんとの面接

病棟師長は、ミスばかりするからといって新人のEさんばかりを責められないと思い、周囲の先輩たちがEさんに効果的な指導をできるようになるにはどうすればよいかを考えました。

そこで、まずはEさんと面接することにしました。面接時の会話の内容を 表2 に示します。

Eさんからミスに至った経緯、ミスをしたことへの思いなどを直接傾聴することで、確かにミスは多いけれど、Eさんなりに一生懸命やっている様子は伝わってきました。

4. 先輩と新人の思いのズレの埋め合わせ

　師長は、Eさんの心情はほぼ理解できましたが、Fさんの指導法が多少厳しいにしても、EさんがふてくされてFさんの話を真剣に聞く様子がないことが気になっています。FさんがEさんを「素直じゃない」と怒るのもわかる気がします。そのようなことを頭に浮かべながら、次にFさんとの面接を始めました（表3）。

　Fさんとの面接の結果、「手順どおりにやっていない」「何度言っても同じことが理解できていない」というFさんの判断にはちょっと違いがあることがわかってきました。Fさんがどんな気持ちで指導しているのか、Eさんの思いをどこまで理解しているのかを確認し、その気持ちに沿った具体的な対応策を提案してみます。このときに注意しなければならないのは、Fさんの指導に対してねぎらい、評価していることを伝え、それを支援するという形で自主性を尊重しながら提案を行うことです。

病棟全体の問題として：病棟ミーティング

　師長は、Fさんは「同じミスの繰り返し」と思って「手順を確認しなさい」と同じ言葉でEさんに指導しているけれども、Eさんにとってはどれも少しずつ違う仕事であること、ミスの背景にはEさんなりの思いがあったことをFさんに伝えました。そして、師長はスタッフ全員で、表1の分析をかねて、Eさんのミスの振り返りを一緒に行うことにしました（表4）。

　この話し合いの後、師長は勤務表を工夫して遅出をつくり、問題の患者さんのトイレ誘導は必ず複数で行うことができる人員配置にしました。こうして、ミスを繰り返す困った新人だと思っていたEさんの問題を、病棟全体の問題として取り組むことにより解決の方向性が見いだせました。

表3　**師長とFさんの面接**

師長：Fさん、Eさんと少し話してみたんだけどね。
Fさん：少しは反省してましたか？　まったく何回も同じこと言わせて。
師長：それは、十分わかってたわよ。
Fさん：そうですかねぇ……。じゃあ、なぜ何回も同じこと繰り返すんでしょうか。
師長："何回も"って、具体的にはどんなふうに言って指導しているの？
Fさん：表（表1）に出ているだけでも半月で8回ですよ。もっと細かいことを足したら10回以上は言ってますよ、「手順を確認しなさい」って。それだけのことですよ、素直さがないんです、Eさんは。
師長：そうね、何回も同じことを言うのはあなたも大変よね。ただこの表を見ると、ちょっとずつ減っているし、彼女なりに努力はしているみたいよ。
Fさん：ちょっと減ったかなぁって思っていたら、この前の日勤の居残りで余計なことして、もう少しでインスリンが倍量入るところだったんですよ！　さすがにきつく叱ったら、ふくれっ面してどこかに行ってしまって、反省しているようには見えませんでしたけど。
師長：確かにね……。あのときの様子は私も気になって聞いてみたんだけどね、準夜のHさんが忙しそうだったから、少しでも役に立ちたいって思ったみたいでね。
Fさん：それが余計なことだっていうんですよ！　自分のことさえままならない新人のくせに。
師長：余計なことだったのかなぁ。"誰かの役に立ちたい"という思いは大切にしたいと思うんだけど……。もちろん、そのことをちゃんと伝えなかったことは反省すべき点だけどね。
Fさん：それはそうですけど……。
師長：あとね、9日の薬の件だけどね、ちょっと調べてみたら、あの患者さんは、認知症がひどくなってきているから、今までも食前に飲むべきあの薬を食後に飲むことも多かったみたいでね。主治医に相談したら「仕方ないだろう」って、食事量にもばらつきがあるから様子を見てみようって言ってくれたみたいでね。そのことを共有できていなかったことは、病棟としても考える点はあると思うのよ。
Fさん：そうですか……。
師長：あとね、Hさんの言うことはとても素直に聞いていると思わない？　今回も"Hさんの役に立ちたい"という思いからきたものだしね、今度Hさんと一緒にEさんの指導をしてみない？

こんなふうに、いつもうまくいくとは限りませんが、この事例での師長の基本姿勢を参考にして、面接を効果的に活用して取り組んでみてください（図1）。

表4　病棟ミーティング

師長：今日みんなに集まってもらったのは、ここのところちょっとミスが続いている新人のEさんの話を聞いてみたら、病棟としても反省すべきところがいくつかあるかなと思ったからです。この表（表1）を見ながら考えたいと思います。

Fさん：私は何回も「手順通りにしなさい」ってちゃんと指導しています。

師長：あなたが指導を熱心にしてくれているのはよく知っているわ。ただ、手順だけの問題でもないのかなぁと思うことがあって。この表を見て何か気づくことはない？

Hさん：今月初めのころから考えると、ずいぶんミスが減りましたよね。Fさんに指導されている場面を見ることも減ったように思います。

師長：そうね。私もそう思うわ。

Gさん：私もそう思って、メモも見ながらしっかりやっていると思ったので、この前、夜勤の入院も任せたんですけど、抜かりが多くて。

師長：Eさん、あのときは入院処理を一人でするのは初めてだったのよね？（Eさんがうなずく）

Gさん：そうだったんですか、私はてっきり何度もしていると思って。「できる？」って聞いたら「大丈夫です」って言うもんだから。

師長：そうかぁ、「初めてです」とは言いにくかったの？

Eさん：はい。というか、あの日はめちゃくちゃ忙しくて、何がなんだかわからなくて。

Gさん：確かに忙しかったよねぇ。

師長：そう、そんなに忙しかったらベテランでも間違いそう。処理後の確認はしてくれた？（とGさんを見る）

Gさん：あ、はい、いえ、忘れていました。自分の記録に追われて。

師長：そうだったのね。Eさんも確認してもらってくださいね。「入院処理初めてですから」って、後で落ち着いてからでも、確認をお願いする勇気があったらよかったわね。

Eさん：はい、すみませんでした。

Hさん：あと、この前師長から聞いたんですけど、私が準夜のときバタバタしていたもので、Eさんは手伝うつもりでインスリンを入れてくれたみたいだけど、ほかの人もときどき……「インスリン入れてるからね」って口頭では言ってくれるけど、注射箋やボトルに書いていないことがたまにあって、ひやっとするんですよ。

師長：それは一歩間違うと大変ね。やはり手順を徹底させないと、新人さんまで混乱させてしまうわ。

Hさん：そう思います。あと、転倒の件なんですけど、あのときも「あの患者さんは体が大きいから一人で無理しないでね」って言ってたんですけど遠慮したみたいで。私としてはちょっと残念だったかな。

Eさん：すみません、先輩を探したんですけど、いなくて。

Hさん：そうか、探してくれたのかぁ。トイレだと患者さんはなかなか待ってくれないものね。

師長：これは、どうもEさんだけの問題ではなさそうね。同じようなことで困ったことはない？

Gさん：私も、あの患者さんはなかなか待ってくれなくて、危うく転びそうになりました。

Fさん：私も。

師長：これは、早急に対応しないといけないわね。

図1　師長の基本姿勢

新人に対して	プリセプターに対して	病棟全体に対して
●面接などによる思いの傾聴により、ストレスを軽減する ●プリセプターの指導法改善により、素直に指導を受けられるようにする ●ミスが減り、自信がつくような環境整備を行う	●新人への対応が上手なスタッフと組む提案をして、ストレスを軽減する ●面接などを通じて、新人に対する理解を深める ●面接などを通じて、対応の反省点に気づくことで成長を促す	●誰もがミスを生じにくい環境を整備する ●「新人を見守る」という共通課題をもつことにより、スタッフのモチベーションを高める

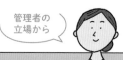
管理者の
立場から

04　モチベーションが低下している中堅スタッフに対しては？

うちの病棟には、仕事に対するモチベーションが低下している中堅スタッフが多くいます。さまざまな経歴をもつスタッフへの的確な指導・育成方法はありますか？

A. 中堅スタッフを大切に思い、一人ひとりの思いに向き合い、組織内での選択肢を広げましょう。

(久保田聰美)

 ここがポイント

☑ 多様な経歴（キャリア）を尊重する姿勢で傾聴する。
☑ 新人同様、中堅スタッフを大切に思う。
☑ スタッフのキャリアアンカーを一緒に探す姿勢で対応する。

多様な経歴（キャリア）だからこそ、モチベーションも多様

　さまざまな経歴（キャリア）をもつ人たちは、仕事に対する価値観もさまざまです。そして、生活のなかでの仕事へのウェイトも違うので、モチベーションの高さの基準も個々で異なることをまず理解しましょう。生活の糧として働く人も、スキルアップや経験を積むことに余念がない人も、どちらが上でどちらが下ということはないはずです。看護師という仕事を選び、縁があって同じ職場で働いている一人ひとりのスタッフの経歴を肯定的に受け入れることが大切です。

　そして、仕事に対するモチベーションが低いよりは高いほうがよいとわかっていても、なんだかやる気が出ないことは誰でも経験することです。看護管理者のあなたがそうしたモチベーションの波を受け入れる姿勢で対応することで、中堅スタッフのモチベーションが下がってしまう本音を引き出すきっかけがみつかることもあります。

中堅スタッフの現実を冷静に分析

　では、中堅スタッフのモチベーションが下がってしまう原因はどこにあるのでしょうか？毎年入職してくる新人は箱入り娘のように大切にされるのに、中堅スタッフは新人指導に加えて、各種委員会活動の負担も多くなってきます。中堅スタッフの心のうちは、周囲を見回してみると認定看護師や専門看護師をめざしてがんばっている友人や、子育てに忙しい日々を送りながらワークライフバランスをうまくとっている友人がいて、「みんなそれぞれがんばっているなぁ……。自分は何がしたくてナースになったんだっけなぁ……」と思ってしまう、師長に相談しても「何を言っているのよ」と相手にされずにそれっきり……。そんな感じではないでしょうか？

　そんな中堅スタッフの本音に耳を傾け、中堅スタッフ自身が自分の強みと弱みをみつめ、自分はどんな仕事をしているときが楽しいのか、どんな自分が好きなのかを理解し、大切にしたいものを探す手伝いをするという姿勢で対応し

てみてはいかがでしょうか?

キャリアアンカーに気づかせる

　人は外発的動機づけではなく内発的動機づけにより、強く動機づけられます(p.38 Part 2「モチベーション」Q 3 表1 参照)。また、シャインは、人はそれぞれ、早期に学んだことに基づく自我の成長感を反映した「キャリアアンカー」といっ"拠り所"をもっていると述べています[1,2]。自分に合った、いきいきと働ける仕事のイメージを個々がもっていて、それがアンカー(錨)となり、イメージに合わない仕事に就いたときには理想のイメージへの引き戻しに作用するという考えかたです。キャリアアンカーは、表1 に示す8つのカテゴリーに分けられます。

　看護管理者として、スタッフが自分のキャリアアンカーに気づく場をつくることも大切です。

引用文献
1. エドガー H. シャイン 著, 金井壽宏 訳:キャリア・アンカー自分のほんとうの価値を発見しようー. 白桃書房, 東京, 2003.
2. 勝原裕美子:看護師のキャリア論. ライフサポート社, 横浜, 2007.

表1 キャリアアンカーのカテゴリー

種類	主な内容	承認の仕方
専門・職能別コンピタンス(能力)	特定の仕事に対する才能と高い意欲をもつ。専門家(エキスパート)であることを自覚し、満足感を得る	継続した教育の機会を与え、自己啓発の場をつくる
全般管理コンピタンス	経営管理に関心があり、ゼネラルマネジャーとしての有能さ、分析能力・対人関係およびグループ間をつなぐ能力・情緒的能力をもつ	責任のある地位への昇進、金銭的報酬を与える
自律・独立	自分のやり方・ペース・納得できる仕事を求め、自律的な専門職に向かう	ほかの組織に移っても通用する賞や賞金などを与える
保障・安定	安心で確実な、将来が予測可能で金銭的に保証された終身雇用を求める	忠誠心や確実で手堅い成果を認める
起業家的創造性	新しい組織、サービスの創造、事業買収、新規事業の立ち上げを望む	個人的に目立ち、世間から認められ、事業を成し遂げた実感を得られるようにする
奉仕・社会貢献	世の中をよくしたいと望み、自分の中心的な価値観を具体化したいと願う	その人のアンカーを理解し、本来求めているものに沿った承認をする
純粋な挑戦	成功や解決が不可能な専門分野なら、どんな分野でも挑戦したいと望む。変化に富んだキャリアを求める	自己を試し、競争にかかわる技能を発揮できる機会を与える
生活様式	生き方全般のバランスと調和を大事にして、個人・家族・キャリアのニーズをうまく統合させる方法を求める	組織が個人・家族を尊重する

エドガー H. シャイン 著, 金井壽宏 訳:キャリア・アンカー自分のほんとうの価値を発見しようー. 白桃書房, 東京, 2003. を参考に作成

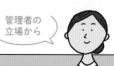

05 看護管理者になりたいスタッフがいないときは？

「看護管理者をめざしたい」と言うスタッフがいません。看護管理の魅力を伝え、管理のセンスを育成していくにはどうしたらよいでしょうか？

A. あなた自身が看護管理を完璧にこなそうとしていませんか？　少し肩の力を抜いて、楽しく実践するロールモデルとなり、管理の魅力を伝えましょう。

（久保田聡美）

ここがポイント

☑ 自分自身が看護管理を楽しく実践する。
☑ ロールモデルとなって看護管理の魅力を伝える。
☑ 多様な看護管理実践を尊重する。

看護管理の魅力とは

なぜ、看護管理者をめざしたいスタッフがいないのでしょう。「師長を見ていたら大変さばかりが目について、とても割に合わない仕事だわ」と周囲のスタッフは思っているのでしょうか？　それだけあなたが頑張り、スタッフ一人ひとりのことを思っているということなのでしょうけれど、あなた自身が「私は、とても師長みたいにはなれないわ」と周囲のスタッフに思わせているのかもしれません。

それならば、あなた自身が、看護管理はいかに楽しく魅力的な仕事かを、ご自分の言葉で伝えてみてはいかがでしょうか？　「理屈ではわかっていても、それができないから相談しているんですよ」と言われそうですね。でも、考えてみてください。あなた自身が楽しく看護管理を実践していれば、自然と「看護管理」をめざすスタッフは出てくるのではないでしょうか。

日々の看護管理の実践のなかで、あなたが楽しいと思うことはどんなことでしょう？　そして、嫌だなぁ、苦手だなぁと思うことはどんなことでしょう？　看護管理者だって人間ですか

ら、楽しいこと、苦手なこと、いろいろあって当然です。そうした自分の実践を振り返り、まずは楽しい仕事の割合を増やす努力をしてみてください。スタッフは、あなた自身の鏡かもしれませんよ。

1日を振り返ってみる

概念的なことばかり言ってもピンとこないかもしれませんね。では、ある救急病院の外来師長（Ⅰ師長）の、ある1日の朝の振り返りを例に挙げて考えてみましょう（表1）。――どうでしょうか？　やりがいや楽しさを感じるポイントは、朝だけでもずいぶん見つかりますね。

申し送り後の各部署のラウンドにも、大事なポイントはあります。患者さんは一刻も早く診察してもらいたいと、診察室を出入りする看護師を見つめています。そんな患者さんやその家族の気配に配慮しながらも、診察室の状況に目配りしているスタッフの動きに注意しながら回っていきます。待合いで首を長くして待っている患者さんの立場に立った、声をかけやすい場づくり、長く待っている患者さんへの定期的な声かけといったシステムがうまく機能してい

るのか、そうした視点でラウンドしましょう。さまざまなルールや基準を決めていても、忙しさを理由に機能していないことがないように、スタッフの頑張りを評価したうえで厳しくチェックするのも師長の役割です。「あら探し」にならないよう、「もっとよくなるヒントの宝探し」のような気持ちで行うことが、看護管理を楽しくする秘訣です。

いかがですか？　I師長の行動の背景にある、看護管理者としての思いは伝わったでしょうか？　看護管理の魅力や管理的なセンスは難しく考えず、身近なロールモデルに自分らしさを加えていくぐらいの気持ちで楽しく取り組んでみてください。

表1　I師長の朝の振り返り

■朝7時半すぎ：スタッフから夜間に起こったことを聴取
●部長は「そんなに早く来なくていいのに」と心配しているが、I師長は朝の申し送りを聞く前のインフォーマルな愚痴も混ざった報告を聞くことがとても大切だと思っている。スタッフが夜中に起こったトラブルへの対応の大変さを涙ながらに訴える日もあれば、患者さんやその家族から感謝の言葉をもらったと笑顔の報告を受ける日もあり、さまざまである

> **楽しさを増やす考え方**　「スタッフの素直な気持ちに触れられてよかった」

●朝の申し送り前の約30分間に報告を受け、I師長は問題を整理しながらスタッフへフィードバックしていく。「そこであなたはどう動いたの？　リーダーは？　管理当直への報告は？」という質問を投げかけることで、報告するスタッフ自身のぐちゃぐちゃだった頭の中が整理されてくるのを感じる

> **楽しさを増やす考え方**　「スタッフが落ち着いていくのが表情の変化や目の動きから感じとれるのは、師長冥利に尽きるわ」

■朝8時半～：申し送り
●スタッフが、さっきは愚痴混じりで報告していた内容を、フォーマルな報告では、日勤のスタッフに要点が伝わる、まとまった表現で報告できているかを評価する

> **楽しさを増やす考え方**　「きちんとできているということは、申し送り前のフィードバック時の手ごたえが本物であった証拠。よかった！」

■朝9時：申し送り終了後
●スタッフに肯定的評価（「スタッフ側の課題とリーダーとしての課題が整理されていてわかりやすかった」「患者さんの家族の思いも大切していることが伝わってきた」など）を伝えたうえで、改善したらよりよい点を伝える（「日誌にばかり目をやって下を向いていた」「途中、気持ちが入りすぎて少し早口になった」など）

> **楽しさを増やす考え方**　「次回は直せるかな？　成長が楽しみだわ」

06 自己評価が高すぎるスタッフを指導するには？

目標管理を取り入れてスタッフ指導をしていますが、自己評価が高すぎるスタッフがいます。現実とのギャップに気づかせ、指導するには、どのようにすればよいでしょうか？

A. まずは肯定的な評価を伝えたうえで、具体的な事例をもとに指導しましょう。

(久保田聰美)

ここがポイント

- ☑ まずは肯定的評価を伝える。
- ☑ 自己評価と他者評価のギャップを具体的場面で振り返る。
- ☑ 高い目標をもてば、相対的に評価が下がる状況を共有する。

自己評価と他者評価のギャップを感じる具体的な行動を把握

　この問題は、目標管理を取り入れる際、最初にぶつかる問題のようですね（目標管理については、p.5 コラム「看護部全体の目標を具体的な病棟目標に落とし込むには」参照）。しかし、裏を返せば、こうした場合にこそ"目標管理面接"をする意味があるといえます。こうした事例でよくあるのが、実際は互いにとても主観的に評価していることです。目標管理はその人の「能力」を評価するものではなく、「行動」「成果」を評価するものです。「私はできている」と思っている自己評価が高すぎるスタッフの、実際にはできていないとあなたが評価する「具体的な行動」を、まず把握してみてください。

　例えば「安全・安心のケアを提供する」という目標があったとしましょう。「できている」と自己評価するスタッフが「インシデントレポートを書かなかったから」という理由を挙げてきたら、あなたはどのように答えますか？　インシデントレポートを書かなかったとしても、その

スタッフの経験年数に応じて期待される、安全確認のための行動がとられていない場合もあるでしょう。しかし、その行動が「できていない」と判断した具体的な行動をスタッフに伝えていますか？　そこをきちんと伝えないと、どうして「できていない」と言われるのかがスタッフにはわかりません。そのあたりが自己評価と他者評価でギャップを生む原因になっている場合も多いように思います。

　看護管理者は漠然と評価せず、具体的な行動で評価をしてから目標管理面接に臨むことが前提です。

自己評価の高さをまずは受容

　スタッフがどういう思いで評価シートに自己評価を書くかを、まず想像してみましょう。「私は師長から低く評価されている」と思っているからこそ、意図的に高い評価を書く人もいるでしょう。書いてみて、あなたの反応を見ているかもしれません。

　したがって、目標管理面接では、書いた思いがわかるようにできるだけ具体的な場面につい

て本人に答えてもらいます。そして、その場面におけるスタッフ自身の判断や思いを傾聴します。師長が予測していなかった意外な行動理由などがあれば、肯定的な評価をフィードバックします。

師長が期待する行動・成果を伝える

次に、あなたが問題だと思っている具体的な場面を伝え、振り返る会話例を挙げます。

Ｊさんは10年目の中堅スタッフです。夜勤に一緒に入った新人のKさんが初めての夜勤で患者さんの朝食前の薬で誤薬してしまいました。

Ｊさんは、自分がミスしたわけでもないし、別にそれは自分の目標管理に影響していないと思っています。師長は内心、10年目になれば新人のフォローをできるのが当然だと期待していましたが、そのまま伝えたらきっとＪさんは反発しますね。

このような場面では、表1 のような面接での会話を通して、ギャップを埋めるだけでなく、お互いを尊重する関係を形成することが大切です。目標管理面接は高い評価をすることが目的ではありません。高い目標をもつことで、スタッフ一人ひとりが成長することが目的であることを伝える場なのです。

表1 目標管理面接の会話例

師長：この前、新人のKさんが初めて夜勤をしたときに、患者さんの朝食前の糖尿病の薬に誤薬があったわね。覚えてる？

Ｊさん：はい。私も一緒に夜勤勤務をしていましたので。

師長：あなたが、夜勤のときもいつも気を抜かずにきっちりと仕事してくれるのは、後輩のよい目標になっていると思うのよ。そんなあなただからこそ聞いているんだけど、Kさんのフォローをするのは、状況的に難しかったかな？ 朝の慌ただしい業務中で新人のフォローまでするのはちょっと厳しい？

Ｊさん：フォローするのは先輩の役割だってことはわかっていますが、あの日はナースコールも多くて、転倒騒ぎもあって……。

師長：そうね、ただ、Kさんは不安だったんじゃないかなぁ。今後はどうしていけばいいと思う？ 例えば、深夜の落ち着いた時間帯に何か準備できることはないかしら？

Ｊさん：師長はご存じないかもしれませんが、最近、夜勤でもまともに休憩さえとれないぐらい忙しくて、深夜だって落ち着いているとは限りませんよ。

師長：確かにね。じゃあ、日勤のLさんたちが来てからでも、何かできることはなかったかなぁ？

Ｊさん：そうですね……。検温が終わって記録に入る前にでも確認していたらよかったかもしれませんね。Kさんは初めての夜勤で、わからないことだらけだったでしょうし。

師長：そうねぇ、初めての夜勤だったんだものねぇ。わからないことがわからない状態だろうしねぇ……。かといって、一から十まで確認していたら業務は進まないしね。

Ｊさん：そうなんですよね。でもやっぱり、夜勤のうちにハイリスク薬だけでも振り返っていたら、患者さんに迷惑をかけることもなかったかもしれません。次からはフォローできることを考えてみます。

・下線の個所のように、相手の言葉を受け入れ、否定することなく相手から反省点を引き出す質問を投げかけると効果的である。
・状況を冷静に見つめ、今後につなげる具体的な対策を一緒に振り返る。

▶ 人材育成・キャリアディベロップメント　Human Resource Development/Career Development

管理者の
立場から

07　認定看護師をうまく育成し、活用するためには？

多くの病院で認定看護師が増えてきました。認定看護師のようなスペシャリストを上手に活用して組織のパフォーマンスを上げる方法と、認定看護師の成長をさらに促す方法について教えてください。

> **A.** 組織（病院）が期待している役割と、認定看護師自身の得意分野や、大切にしている役割の折り合いをつける場をもちましょう。
>
> （久保田聰美）

　ここがポイント

- ☑ 組織が期待する役割を明確にする。
- ☑ 看護管理者の期待する成果を伝える場を創造する。
- ☑ 認定看護師自身のめざす方向性との折り合いをつける。

組織が期待する役割を明確に

　認定看護師だけでなく専門看護師や特定行為研修を修了した看護師（病院によっては"特定看護師"と呼んでいるようです）が増えてきています。そのため、スペシャリストとジェネラリストをめぐるいろいろな問題が出てきているようですね。まず、この相談者のような認定看護師の場合、認定領域にもよりますが、組織における認定看護師の位置づけを明確にすることから始めます。組織の方針もいろいろですが、認定看護師が複数存在する病院も増えてきましたので、能力や個性にばらつきもあり、期待する成果が出ないと苦慮する事例も増えてきているようです。

　認定看護師の資格をとったからといって、すぐに主体的、自律的に動けるわけではありません。そこで、組織横断的に動きやすい部署の配置や管理者の理解が重要です。一方、認定看護師という特別な位置づけが逆にプレッシャーになる場合もあり、「一スタッフとしてまずは働きたい」という認定看護師も少なくありません。

そうした本人の思いにも配慮しつつ、組織における位置づけを明確にしたうえで期待する役割を伝えます。それは、一度言ったからわかっているだろうというものではないようです。認定看護師に期待する役割を、委員会の場、カンファレンスの場、学会発表や出張報告の場など、さまざまな場面を通して伝えていくことが大切です。

認定看護師のめざす方向の把握

　いろいろな場を通して認定看護師にかかわっていくなかで、認定看護師がめざす方向・やりたい仕事と組織が期待する役割がずれてくることもあるでしょう。そんなときこそ、看護管理者の出番です。最初はできると思っていたことができなかったり、新たな興味に関心が移ったりすることもあるでしょう。多くの場合、認定看護師は資格取得に際して組織側（病院や看護部）の援助を受けていますが、そうした背景を足かせにして、組織側の役割期待を強く求めることは得策とはいえません。そうした背景を本人がどうとらえているのかを確認しながらも、

自分のやりたい仕事と組織側から求められる役割との折り合いをつけるように促すことが大切です（図1）。

認定看護師に限らず、人はやりたい仕事だけをしていられるわけではありません。しかし、認定看護師になったら日常の煩雑な業務から解放されて、「やりたい仕事だけできる」という夢のような環境を期待している人も少なからずいるようです。看護管理者が、そんな思いを傾聴しつつも、自分のやりたいこと、できること、組織から期待されていることを冷静にみつめるように指導し、認定看護師を特別扱いするのではなく、他のスタッフ同様、とても大切な存在であると思っていると伝えていくことが、認定看護師の成長につながると思います。また、認定看護師の資格を取得したからといって、自らのキャリアに悩むことがなくなるわけではありません。そんなときこそ、自らのキャリアアンカー（p.85 Part 2 人材育成・キャリアディベロップメント、Q4；キャリアアンカーに気づかせるの項参照）と向かい合う「場」をつくることも、看護管理者の役割といえます。

何らかの"スペシャリティ"をもつことを望む認定看護師は、キャリアアンカーが専門・職能別コンピタンス（能力）である人が多いものと考えられますが、Q4の表1（p.85）を参照して、効果的な承認方法を検討することも大切です（表1）。

図1　看護管理者の役割

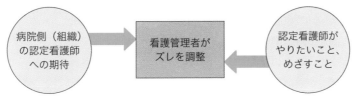

看護管理者は、認定看護師の思いを傾聴しつつも、病院側（組織）が認定看護師に期待し求めていることを伝え、双方の折り合いがつく方法を話し合いによって見つけていく。

表1　認定看護師の有効な活用ポイント

●領域によるが、組織横断的に動きやすい看護部などの部署の配置を行い、自由な活動を保証する
●能力向上のために継続した教育、自己啓発の場を設ける
●認定看護師に期待する役割は、委員会・カンファレンスの場などで伝え、自由な活動は保証しながらも、組織の期待との調整を図る
●特別扱いするのではなく、資格への役割期待を明確に伝える

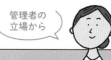

管理者の
立場から

08 "今どき"の新人ナースをうまく叱るには？

そろそろ職場に慣れてきたせいでしょうか、新人ナースが仕事が始まるギリギリの時間に出勤してきます。先輩ナースに対する"友だち口調"や特定の先輩への悪口も気になりますが、あまり強く言ってしまって辞められたら困るので、言うこともできずにモヤモヤします。"今どき"の新人を叱る方法を教えてください。

A1 効果的に"叱る"ためのポイントをおさえるとよいでしょう。基本は、"怒る"のではなく"叱る"ことです。

(渡邊千登世)

「今どきの新人は、ちょっと厳しく注意したら辞めてしまうから、先輩がへたに叱れない」という声をよく耳にします。日本看護協会の調査で、就職した新卒看護職員のうち9.2％が1年以内に離職していたという、少しショッキングな事実が伝えられたのは2009年のことでした。さすがに昨今は新人の離職率も改善されてきましたが、依然として、新人の離職防止のために「新人にはやさしく」が強調されていると思います。

しかし臨床現場では、新人ナースが自己の役割を理解するために必要な社会的知識や技術を早く獲得して組織を構成する一員となってほしい、つまり社会化してほしいため、「やさしくしてばかりはいられない……」という葛藤が生じています。

社会化のためには、「叱る」が大切な場面も

「やさしくする」ということは「叱らない」ということとイコールではありません。新人ナースの社会化を促すためには、「叱る」ということも必要です。ここで、注意しなくてはならないのは、「怒る」と「叱る」は異なるということです。「怒る」というのは、自分の憤慨している感情をあらわにして責めたてることで、相手のことはおかまいなしですが、「叱る」というのは、相手

のことを考えて、望ましい行動ができるように導くことです。この2つには大きな違いがあります。「怒る」のではなく「叱る」を効果的に用いましょう。

本間氏は、叱るための基本的な10の心得を、表1 のように挙げています[1]。この心得を基本にして考えてみましょう。

「ちょっと慣れたからって、朝、ギリギリに来るとはどういうこと？　情報収集もできなくてインシデントでも起こしたらどうするのよ」と相手を責めるのではなく、「だいぶ仕事に慣れてきているみたいね。この間も、患者さんへの薬の説明が、ずいぶんじょうずにできていたわ。朝もね、ギリギリに出勤するよりも、もう少し早く来ることで、心の準備と、わからないことを調べる準備ができるわよ。ギリギリになるのは何か原因があるの？」と、成長を認めつつ、よい行動のイメージがつくような言い方をするとよいでしょう。「今どきの新人は、まったく……。先輩への言葉づかいも知らないのよね」とレッテルを貼るのではなく、「ときどき先輩に友だち口調になっているわ。もう少していねいな言葉を使ったほうがいいわよ」「先輩の悪口はよくないわね」と率直にフォローしたり、タイミングよく短いメッセージで伝えたりするのもよいと思います。

引用文献
1. 本間正人：人を育てる「叱り」の技術. ダイヤモンド社, 東京, 2003.

表1 "叱る"ための基本的な10の心得

心得1	相手を責めない	心得6	相手の成長を認めてあげる姿勢で
心得2	「一緒に〜しよう」という気持ちで	心得7	過去の失敗を蒸し返さない
心得3	相手の人格を否定しない	心得8	成功イメージが浮かぶような言い方を
心得4	相手にレッテルを貼らない	心得9	叱った後は必ずフォローする
心得5	他人と比較しない	心得10	長いお説教より短いメッセージを

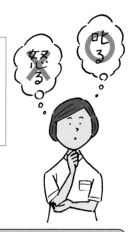

A2 新人のこういう態度は、病棟のためになりません！　2つの視点で観察・分析を。単に叱る前に先入観をもたずに、その人の行動や状況をよく観察してみましょう。

（任　和子）

「仕事が始まるギリギリの時間に来る」「先輩ナースへの友だち口調や悪口」、これらはどれをとっても社会人として未熟と言わざるを得ないことです。このような態度が許される組織文化ではよい人材は育たないし、よい仕事はできないですよね。ここはひとまず、以下の2方向から観察と現状分析をしてみましょう。

組織文化を見直してみる

1つ目は、あなたの病棟の「常識」はどこにあるかという点です。先輩ナースのなかにもギリギリに出勤したり、遅刻したりすることが常態化している人がいないでしょうか。師長は、繰り返し遅刻する人に対してきちんと注意しているでしょうか。悪口を言うことで仲間意識をもつような会話が、休憩室で繰り広げられていないでしょうか。

もともとこのような未熟な態度をとる傾向のある人は、悪しき組織文化にすぐ染まり、それを継承する人になってしまいます。仕事を始めてまだ1年も経たない新人ナースが、遅刻をしたり悪口を言ったりするのはけっこう勇気のいることです。先輩がしているのだから……とい

う甘えをもったり、仲よくしてもらいたいがために他の人の悪口を言ってしまうのかもしれません。まず先輩たちの態度を改めるような対策をとることが重要です。

新人ナースをよく観察する

もう一つの方向は、この新人ナースのことをもう一度よく観察してみることです。ギリギリに来るのは日勤時でしょうか、あるいは夜勤でしょうか。友だち口調はすべての先輩に対してなのか、一部の人だけに対してなのでしょうか。患者さんにはきちんと対応しているのでしょうか。ここが一番大切なところです。

「態度が悪い」と抽象的な指摘をするのではなく、「日勤ではよくギリギリに出勤してくるけれど、朝起きるのは苦手なの？」と具体的に聞いてみたり、「患者さんにはとても親切でていねいに対応しているのに、先輩には友だち口調なのは何か理由があるの？」と率直に質問してみるとよいと思います。

叱る前に先入観をもたずに、その人の行動や状況をよく観察してみると意外な発見があり、解決策が出ることがあります。

スタッフの
立場から

09 Q 「2年目になるね、頑張って！」と言われても…。

昨年就職した新人ナースです。人間関係にも恵まれ、1年間なんとか働いてきました。でも、技術やアセスメントはまだまだなのに、先輩たちには「2年目になるね、頑張って！」と、ことあるごとに言われます。まだまだ"教わりたい側"なのにプレッシャーを感じてしまいます。

A1 いちばん期待されているのは、次の後輩への「精神的なサポート」です。"2年目ナース"としてできることはたくさんあります。

（渡邊千登世）

　相談者の心情はよくわかります。私自身も覚えがありますし、おそらくほとんどの2年目ナースが感じていることでしょう。

　好むと好まざるとにかかわらず、先輩という役割を引き受けなくてはならないうえに、自分の知識や技術に確信がもてなければ、「まだまだ教わる立場なのに……」と、新人が入ってくることにプレッシャーを感じるのは当然です。

「答えられなかったらどうしよう」ではなく、「一緒に考えてみよう」でいい

　まずは、自分の1年間について振り返ってみてください。就職してから1年間で、あなたはずいぶんと成長しています。それは、自分が努力を積み重ねた結果なのですから、自信をもっていいと思います。そのなかから、2年目のナースとして新人に教えられることはたくさんあるはずです。

　人に教えるということは、自分の知識や技術を確認することになり、「理解できていること」と「理解できていないこと」の整理になります。加えて、自分が学ぶことでもあるので、さらに自分が成長していく機会にもなります。

　たとえ自分がわからないことを新人に聞かれたとしても、あいまいなままにしたり、突き放すのではなく、それを知り得る方法を新人と一緒に考えたり、模索したりしてあげればいいのです。そしてなにより2年目のナースは、チームの中では"新人に最も近い存在"として、新人のつらさや大変さを理解してあげることができ、社会に適応しようとしている新人の精神的なサポートができる立場です。それこそが、先輩ナースとしての大きな役割でもあり、期待されていることでもあると思います。

　新人を育てるのは、個人の責任ではありません。看護部で責任を負っていることなのですから、どうか自分自身の1年間の成長を認めて、先輩ナースとしての一歩を踏み出してください。

A2 初心者の気持ちが残ったままの"あなたらしさ"を活かして！　技術を習得するためにしてきたことを教えてあげてください。
(任 和子)

ようやく1年が過ぎたところで自分のことで精一杯なのに、後輩を教えられるのか……という心配は、いつの時代も2年目ナースの大きなプレッシャーです。

「屋根瓦方式」という言葉を聞いたことがあるでしょうか（図1）。もともとアメリカの医学教育から日本にも広まった教育システムです。「屋根瓦方式」とは、教わった人が、次の人を教えていくことを順繰りに繰り返す方式です。看護現場でも効果的なことから、この方式はよく使われています。

プリセプターシップをとっている病院では、プリセプターを支える指導者がいて、その指導者を支える指導者がいて……というように、重層的に指導体制をもっていると思いますが、まさに「屋根瓦方式」です。学生時代の部活動も、この方式ですね！　看護現場での屋根瓦方式は、プリセプターに重圧がかかりすぎたり、疲弊したりすることを予防するという効果が強調されることが多いですが、「みんなが指導者」と考えるとよいでしょう。

「屋根瓦方式」は、「先輩から教えてもらい、それを習得し、次に後輩に教える」という、あたりまえのことをシステム化したものといえます。

自分が工夫して積み上げてきたことを教えてあげたい

ベテランの指導者から正しい知識や技術を教わることは重要ですが、ベテランの指導者が初心者の気持ちになるのはなかなか難しいといえます。自分がどのようにその技術を身につけたか、間違えやすいところやわかりにくいところ、初心者だからこそ陥りやすい点などは忘れてしまっているかもしれないからです。「2年目だからこそ伝えられることや支援できることがある」と考えて、できることから始めたらよいと思います。

2年目が新卒看護師を指導することは、新卒看護師に対する効果だけではなく、教える側にとっても成長の機会になります。2年目でプリセプターをすることは少ないかもしれませんが、ちょっとしたコツや技術習得の仕方、慣れない夜勤での注意点など、自分が工夫してきたことを伝えると、とてもよい支援になります。

完璧をめざさないで、一緒に成長するつもりで新卒看護師を支援しましょう。

図1　屋根瓦方式の教育（イメージ）

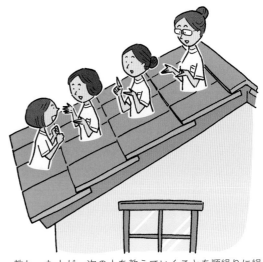

教わった人が、次の人を教えていくことを順繰りに繰り返すのが、いわゆる"屋根瓦方式"

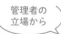

管理者の
立場から

Q10 **これからに役立つキャリアアップを目指したいのですが…。**

なんとなく、「このままじゃいけない!」と思い、モチベーションを上げるためにも資格取得を考えています。今の社会情勢とあわせて、「業務に直結した資格(例えば糖尿病療養指導士や呼吸療法認定士)」「自分の領域の認定看護師資格」、はたまた「大学院への進学」……、どれがいちばん今後に役立つと思われますか?

A1 自分が「大事にしている価値観」を活かせるキャリアを選択しよう。 (久保田聰美)

　疾病構造が変化し、超高齢化の波が押し寄せています。そして、新型コロナウイルス感染症の世界的な危機状態もありました。そんな今、看護職に求められる役割は?　あなたが働く現場ではどんな変化が起こっているでしょうか。

　でも、安心してください。急性期、回復期、維持期、そして在宅、どんな場においても看護師は求められ続けます。ただし、看護を業務としてとらえていてはいけません。こんな時代だからこそ「ケア」と「キュア」を包含する役割が求められていると言えるのです。

　現場で働くナースは、キャリアと聞くとどうしても、認定看護師・専門看護師資格などのキャリアの「外的側面」に注目しがちです。しかし本当に大切なのは、キャリアの「内的側面」です。自分が大事にしたい価値観、何をしているときが「看護師をやっていてよかったなあ」と思える瞬間か、そのような自分が大事にしたい領域であるキャリアアンカー(キャリア選択にいちばん重要な価値観)をみつけることが第一です。どんな資格をめざしていても、そこが揺らいでいると続けることはできません。

　例えば、私は看護学生のときにも、看護師どうしの夜勤後の雑談や愚痴に聞き耳を立てる習慣がありました。そのころから看護師の労働環境が気になっていたのかもしれません。次に保健師として13年のキャリアを重ねましたが、役所ではなく、健診機関を選んだことが今の私のキャリアに大きく影響しています。産業保健という広い視野で、看護職の労働環境をみつめる貴重な経験を積むことができました。そしてその後、パート勤務の看護師、病棟師長、外来師長、看護部長と病院内でのキャリアを重ね、さらに訪問看護ステーションの管理者を経験し、今は看護教育に従事しています。こうしたすべてのキャリアが今の自分を支えてくれています。

　「キャリアはアップでもダウンでもなくデザインだ」というシャイン[1]の言葉を忘れずに、皆さんも自分自身の環境を冷静にみつめてみましょう(p.10 Part 1「人材育成・キャリアディベロップメント」の考え方参照)。

引用文献
1. エドガー・H・シャイン:キャリア・ダイナミクス. 白桃書房, 東京, 1991.

> **A2　キーワードは「誤解」「勢い」「錯覚」。仕事も"ご縁"です。**　　　　　（任　和子）

今は大学院の進学や認定看護師、学会認定の資格など、たくさんの選択肢があって悩みますね。

私も、いま30歳代ならどうするかな……と考えます。このごろは「キャリアカウンセリング」という言葉も一般的になって、看護師に限らず、一般の大学生も「自分の得意分野は何か」「自分は将来どうなりたいか」を真剣に考えていて、すばらしいと思います。

これからの看護職が働く社会は、未踏の超高齢多死社会に突入していきます。これまでのやり方ではなく、クリエイティブにしくみをつくったり、新しい働きかたをすることが求められます。不確定要素が多いともいえますが、わくわくしますね。

仕事も、結婚と同様「ご縁」です。たまたま就職した病院、配属された部署で出会った患者さん、同僚や先輩の看護師、医師等の影響を受け

て世界が広がります。そのときその場でできることをしていたら、そこに次のステップアップのチャンスがひょっこり現れるようにも思います。どれか１つと思わなくてもいいので、目についたものにはどんどんトライしたらよいと思います。「一生一品」ではなく、「マルチの時代」だと私は思います。ただ、資格取得には、コスト（時間、お金）がかかります。一般的には、大学院＞認定看護師＞学会等認定の専門資格の順でしょうか。思い立ったら、まず徹底的に情報収集、そして、「働きながら」「休職して」「退職して」などと、よくシミュレーションしましょう。

考え抜いたら、あとは「誤解と勢いと錯覚」で決断です。ちなみにこの「誤解と勢いと錯覚」は、私が結婚するかどうか悩んでいるときに先輩看護師から背中を押してもらった言葉です。

> **A3　自分が進もうとしているキャリアの方向性を思い描いてみよう。**　　　　（渡邊千登世）

相談者の「どれがいちばん、今後に"使える"資格か」という質問への答えは簡単です。「医療現場では、どれも"使え"ます」。こう言ってしまうと、身も蓋もない感じですね。でも、大切なことは、ご自身が今後のキャリアをデザインするうえで、どのような方向に進もうとしているかをまず考えることだと思います。

20歳代前半は、初めて社会に出て、仕事上の一連のことを覚えながらさまざまな刺激に触れ、自分の将来にも希望を抱くときですが、20

歳代の終わりから30歳代に差しかかると、「がむしゃらに走り抜けてきたけれど、将来このままでいいのかな……」という考えが頭をよぎります。まさに岐路に立たされている感覚であって、これは、職業人としての「節目」や「トランジション」と呼ばれるものです。このような大なり小なりの節目は、仕事に就いている限り訪れるでしょう。

このようなときこそ、自分の思い描くキャリアの方向性を見定めるために、看護師として「自

分は何が得意か？」「自分は何がやりたいのか？」「自分は何をしているときにやりがいを感じ、意味あるもの、価値あるものと感じているのか？」を考えることです。

今後の着地点を見定めておけば、そこにたどり着く道筋はどのように進んでも、間違いはないと思います。例えば、「がん領域で、専門性を発揮して仕事に就いている自分」を思い描いてキャリアデザインをし、最初はがん性疼痛を

もつ患者さんの看護がしたいと考え、がん性疼痛看護認定看護師の資格を取得しますが、がん領域の専門性をさらに深めたいという思いが強くなり、修士課程に進み専門看護師をめざしたという人もいます。

今が看護師としての大切な「節目」であるからこそ、自分のめざしたい方向性を深く考えてみると、おのずと自分が、どれを選択すべきかの答えが出るのではないでしょうか。

COLUMN

コーチング（coaching）とティーチング（teaching）

人材育成・能力開発の１つの手法であるコーチングは、「相手のやる気を引き出し、自発的な行動を促すためのコミュニケーション技術」です。相手に教えるのではなく、相手が学び、考え、行動を起こすことをサポートします。「コーチング」は、1990年代にアメリカのビジネス界で爆発的に広がり、日本にも導入されました。部下の育成、リーダーシップ、生産性の向上、ビジネスチームの構築などで必須のコミュニケーション技術とされています。医療現場では、チーム医療における多職種連携や後輩育成のためのコミュニケーション・スキルの１つとされています。問題解決や目標達成において、知識やスキルを教えて指示・命令するのではなく、自分自身が考え、解決できる力をもっているということが前提となっています。つまり、コーチングは、「皆が普段発揮している以上の能力や可能性を秘めていること」「自分自身が求める答えは自分自身の中にあること」「その人が答えをみつけるためには外部からのサポートが必要であること」が前提です。

コーチングとともによく使われる言葉に「ティーチング」があります。コーチングもティーチングも、効果的な指導を行うことによって相手の能力を高めるという点では同じです。ただし、コーチングが「相手に合わせて、指導する内容・方法・速度を変える個別指導」であるのに対して、ティーチングは「すべての人に対して同じ内容を同じ方法で同じ速度で伝える」という特徴があります。そのため、ティーチングは、基礎知識や技術を学ぶ際には効果的です。しかし、一方的なコミュニケーションや評価される場面が多いため、受け身になりがちです。コーチングは「何かに挑戦したい・結果を出したい」という気持ちをもつ人に効果的です。双方向のコミュニケーションによって自分の価値観や考え方に気づき、自分のもつ潜在能力や可能性を信じて自らチャレンジする人は成長していくものとされています。

（編集部）

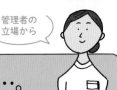
管理者の
立場から

Q11 自信満々で、偉そうな新人に手を焼いている…。

新人ナースに手順の説明をしていると、「なんでこうしてるんですか？ 根拠は？」と言われます。自分で調べてほしいと思い、宿題にすると、インターネットで少し検索した情報を自信満々に提出してきます。そのたび、病棟の現状などとあわせて説明していますが、気持ちの面でへとへとになってしまいます。与えられて当然というか、自分が揺るがないというか、なんであんなに偉そうなんでしょう。

A1 理想の後輩像は「こなせる」ナース？ さらに先を想像してみよう。 (久保田聰美)

そうですね。確かに、ちょっと対応に身構えてしまう新人ナースですね。相談者にとって、「教えやすい新人」ってどんなイメージでしょうか？ 何を教えても素直にうなずいて、一生懸命な姿勢で教えを請うナースでしょうか。そして、学校で学んだことやインターネットに載っている情報はあくまでも理想で、忙しい現実の病棟ではその通りにいかないことも察して、まずは業務をこなしていくことで一人前になっていくナースでしょうか。はたして、病棟の先輩にとって、それが何より大切なことなのでしょうか。

「見どころのある新人」とイメージを変えてみよう

忙しい現場において、新人には1日も早く業務を覚えてもらって、夜勤にも入れるようになってもらいたい、そんな切なる願いは痛いほどわかります。一方で、こうした新人に対応することによって、教える側も成長できる機会になることが期待できるととらえてみるのもいいかも知れません。そうすると「見どころのある新人」とも言えなくもないですね。

「根拠に基づいた看護」というのは、基礎教育では徹底的に求められる姿勢ですね。そこが、臨床現場に出た途端に否定される姿勢に変わってしまうのは、少し残念な気がします。こんな新人への対応はちょっと疲れるけれど、絶好のチャンスだと思います。理想と現実の狭間のなかで、「できること」「できないこと」、そして「今は難しいけれど、みんなが成長したらできたらいいね」と夢を語れる機会にしてみようと思ったらいかがでしょうか。

この相談を読みながら、私自身の新人時代もこんな態度をとっていなかったかなあ、きっと先輩たちは扱いにくい新人だと思っていたんだろうなあ……と反省しながら振り返っていました（笑）。

　社会に出たばかりの若者の特徴として、「深く考える習慣が身についていない」「他者視点が育っていない」「ラクして成果を上げようとする」「チャレンジ精神がない」などは、よく耳にすることです。相談者の周りにいる新人も、このような特徴をもっているのですね。

　現代の新人ナースは、前述の特徴から考えると、「マニュアルに書いていないのだから、それ以外のことはわからない」「教えてもらっていないから、わからないのはあたりまえ」と考える傾向があります。そのため、「わからないことをなぜ怒られなくてはならないのだろう？」「先輩は、なぜ不機嫌なのだろう？」と、純粋に自分で考える方法がわからなかったり、他の人が自分の行動をみてどう考えるかということがわかっていなかったりしているだけで、けっして「自信満々」でも「偉そう」なのでもありません。

　私たちは、社会人としてそのようなことは身につけているはずと考えがちですし、早く一人前になってほしいと願いますから、期待と現実の大きなギャップに、「偉そう・ふてぶてしい」などと感じてしまうのでしょう。

「深く考えられない」「他者視点が得られない」への対処

　それでは、このような新人にどのように対処すればよいのでしょうか。

　まずは、先輩が長い目で見てあげるということが大切でしょう。その時代時代で育った環境が違うのですから、私たちの教育の目標を画一的に考えることにも無理があります。「3〜5年後には立派に育っているかもしれない」と長い目で考えれば、多少のことは目をつむること

ができます。「深く考える」という習慣がない人たちには、具体的な方法を教え、それを指示することが必要です。「資料や教科書を調べて、自分なりの考えを説明できるようにすることが目標です」など、あたりまえの行動を指示し、繰り返して習慣として身につけてもらうことが自律的に考えられるようになる第一歩であり、基盤となります。

　また、私たちはチームで働かなくてはならないので、「他の人の目に映る自分の行動」についても考えられるように訓練しなくてはなりません。職場にはルールがあり個人の判断基準より優先される場合があること、それはすべてマニュアルのように明文化されているわけではないので、自ら学ぶ姿勢も必要であることをはっきり伝えることです　表1。このような訓練を繰り返し行うことで、徐々に他者視点をもてるようになると思います。

　どれもすぐに身につくことではありません。少しずつ成長していることをフィードバックすることも大切でしょう。

表1　**他者視点への意識を育てる**

●行動する前に、"具体的に何を判断軸とするか"について考えてもらうように働きかけるとよい

　例えば…

　　業務のことについてわからないことがある場合、チームの一員として、自分は具体的にどのように行動するべきか

　→他のメンバーが、あなたに何を知ってもらいたいのか、どのようなことを期待するのかを考えてみよう

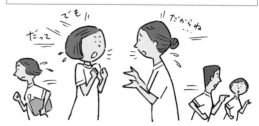

管理者の立場から

12 臨地実習の学生が「要求ばかり」で…。

看護学生の実習の病棟側の受け入れ担当をしていますが、なかなか大変なものがあります。
患者さんのちょっとした変化について、なぜ伝えなかったのか聞くと、「声をかけてくれればよかった」「話しかけられる雰囲気があれば報告できたのに」など要求ばかり。学生の気質が変わってきているのを実感します。対応のコツはありますか？

A1 まず「思い」を聞くことがポイント。貴重な人財をあきらめない！　　　　　（任　和子）

ご指摘のとおり、「言いわけ」のような、「抗議」のような反論がじょうずな学生は増えてきているように感じます。ひと昔前なら、実習指導者や教員の言うことに面と向かって反論する学生は少なかったですし、友人どうしで愚痴を言ったり、怒りをぶちまけてやりすごす対処パターンが中心だったと思います。

とはいえ、「修羅場を生き抜いてきた私たち」はプライドにかけても、ここであきらめずに立ち向かいたいものです。学生は、これからの超高齢社会を支える大事な「人財」なのですから。

私からの提案は2つです。1つ目は、「学生の置かれている特殊な状況を理解すること」。成人学習の基本は、学習者理解の立ち位置で考えることです。「言いわけをしたくなるような学生の気持ち」を推測してみましょう。看護師は、叱らないように気をつけたり笑顔で接しているつもりでも、病棟は学生にとってまったくのアウェイです。実習指導者の顔色をうかがったり、忙しそうにしている看護師に話しかけることにはかなりの勇気が必要です。学生は、私たちが考える以上に気を遣い、空気を読もうとしています。その気づかいを、実習指導者や看護師相手に発揮するのではなく、患者さんを気づかうことに全精力を注ぎ込むような体験が学生には必要だと思います。そのため、チームの一員として学生を迎え入れるような環境が理想といえます。

「1分間指導法」を活用してみよう

2つ目として、多忙な看護現場でも使える、「短時間で効果的なフィードバック」の方法を紹介します。

「1分間指導法」[1]という方法を聞いたことはあるでしょうか。表1 の5段階を意識して指導するものです。

「①考えを述べさせる」では、とにかく指導者が自分の考えを言いたくなるのを抑えて、学生の考えを聞きます。「なぜ患者さんの変化を伝えなかったか」の前に、「患者さんはどんな状態だったと思うか」を聞くのです。そのうえで、「どうしてそう考えたの？」と考えた理由（②根拠）を聞きます。そうすると、患者さんの状態変化

表1 **1分間指導法**

①考えを述べさせる
↓
②根拠を述べさせる
↓
③一般論を講義する
↓
④できたことを褒める
↓
⑤誤りを正す

藤沼康樹：1分間指導法：5つのマイクロスキル，大西弘高 編，The臨床推論，南山堂，東京，2012．より引用

を学生がどのようにとらえていたかがわかります。そこで、学生のわかっていないところについて、まず「③一般論」として原理原則を説明します。続いて、学生ができていたところを「④褒め」、「⑤わかっていなかった点をきちんと伝え」、正しいことを教えます。

指導者は、言いぶんを聞いてもすぐにまた説明をしたり教え込んだりしてしまいがちなので、できるだけ最初に「学生自身の言いぶんをよく聞く」ことがポイントです。私自身の経験では、最初に褒めてからでもよいと思います。

引用文献
1. 藤沼康樹：1分間指導法：5つのマイクロスキル，大西弘高 編，The臨床推論，南山堂，東京，2012.

A2 こちら側も"してほしい"という要求ばかりになっていない？　視点と対応をちょっと工夫してみては。

（久保田聡美）

相談者の看護学生時代からしたら、きっと「考えられない」状況なんですね。

患者さんのちょっとした変化にも、そばについている学生がいち早く気づくはず。そのため、担当看護師がどんなに忙しそうに働いていても、業務に割って入ってでも、その変化を報告しなければならないのですね（え？　そこまでは言っていない？）。あるいは言いわけばかりせずに、まずは「すみません」と言えば、こっちだってこんな要求はしないのに、でしょうか？

ここまできたら、もうお気づきですね。そうなんです、相手が要求ばかり……という一方で、こちらも学生に要求してばかりになっていないでしょうか。こちらの都合や自分たちの学生時代の対応をイメージして、「学生らしくない」とレッテルを貼っていませんか？

学生の「胸の内」は、自分たちの時代と変わらないはず

「イマドキの学生は……」という前に、まずは相手の声に、冷静に耳を傾けてみてはどうでしょうか。私が学生だった数十年以上前の実習でも、忙しそうな看護師に学生から声をかけるのは勇気がいりました。ましてや「なんで報告しなかったの！」なんて言われてしまうと、次に声をかけるハードルはますます上がってしまいそうです。「そんなことで、忙しい私の手を止めないでちょうだい！」って怒鳴られそうでドキドキです。

表現系は変わっても、案外、学生の胸の内は変わらないのかもしれません。そして、かわいくない表現をする学生ほど、気が小さいのかもしれませんよ。

他人と過去は変えられませんが、自分と未来は変えられます。相手の「要求してばかり」を変えようとする前に、自分の視点と対応をちょっと工夫してみてはいかがでしょうか？

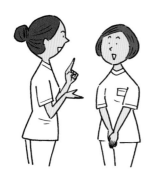

管理者の
立場から

13 「今度、主任ね」と言われたけど、気が重い…。

先日、「主任職」のお話をいただきました。光栄な反面、先輩たちを見ていても責任は重く、忙しくなるだけだし……と思うと、どこか気持ちが重くなります。今後、管理方面に進みたいというよりも、臨床現場にいたいという気持ちもあります。
先生方は、管理の道にどのようなきっかけで進まれましたか？　マネジメントって楽しいですか？

A1 「管理」と「現場」は遠いものではありません。一人ひとりのナースが働きやすい環境づくりをすることが、看護の質向上にもつながると考えます。
(久保田聡美)

相談者にとって、「臨床現場」と「管理」はかけ離れたイメージなのでしょうか？　管理の基本は「現場を把握する」ことにあります。その把握の方法は病棟のスタイルによってさまざまでしょうが……。『踊る大捜査線』的表現を借りれば、「看護（管理）は現場で起こっている」のです。

私が管理をめざしたきっかけともいえるエピソードは、看護学生時代に戻ります。忘れもしない、外科病棟におけるベテラン看護師の申し送りの場面です。術前の不安を表出した患者さんに、いかに自分が対応し、どのような看護介入をしたのかを示す、すばらしい申し送り内容でした。学生も聞いていたので余計に力が入ったのでしょう。多くの学生は「術前の不安への看護介入について学べた」と感動していました。

しかし、私の興味は申し送りしているナースではなく、彼女と一緒に夜勤をしたナースにあ

りました。申し送りでとうとうと述べるナースを横目にコツコツと業務をこなし、申し送りを受けた日勤ナースは皆、そのナースのそばを通るとき、「お疲れさま」と必ず声をかけ、目くばせしていきます。当時は急性期病棟でも二人夜勤の時代です。これだけ熱心に一人のナースが患者さんの訴えを聞いていたら、一緒に夜勤した人は大変だったんじゃないだろうか……？　申し送りを聞きながら抱いた予感が的中していたと、その目くばせを見た瞬間、確信しました。そのことを実習のレポートに書いたところ、教員から返ってきた言葉は、「あなたは管理の人だわね」でした。

一人ひとりのナースが働きやすい環境づくりをすることが、看護の質向上にもつながる——私の管理の原点はそこにあります。

A2 人生は、思いもかけない方向に進みます。よっぽどイヤでなければ、ぜひ飛び込んでみてください。
(任　和子)

私も20歳代後半のころ、相談者と同じように、「このまま主任になって、師長になるのかな」と思い、その道にあまり興味を見いだせなかったことを覚えています。

そんなとき、ひょんなことから看護教員になりました。教員になるなんて考えたこともなく、すぐに臨床に戻るつもりだったのですが、13年も教員を続けることになりました。教育や研究

もたいへんやりがいのある仕事でした。もっと勉強したくなって大学院にも行きました。

もう臨床に戻ることはないかとなかばあきらめかけたころ、「副看護部長として戻ってこないか」と、新卒看護師のころから8年間勤務した大学病院より声がかかりました。看護師長の経験もなく、いきなり副看護部長になり、2年後には看護部長になりました。そのポジションだからこそ見えることがある、役割があるからこそできることがある、そんなふうに思いました。管理職は向かないと思っていましたが、むしろスタッフナースより自分に合っているなと

思うほどでしたし、この経験は人生を豊かにしてくれました。

このように、私はあまり遠い先を見ず、足下を掘るようなキャリアの積み方をしてきました。人によってそれぞれだとは思いますが、「人生はあみだくじ」のようなところがあります。仕事に出会い、人に出会い、思いもかけない道筋へと進んでいきます。

「イヤだ！」と思わないなら、チャレンジしてみると、そこからまた次の道が開けてくる……。そんな感じがします。

A3 何が「幸せ」かは、チャレンジしてみないとわかりません！　せっかくのチャンスですから、ぜひチャレンジしてみては。
（渡邊千登世）

私からのアドバイスは、「せっかくのチャンスです。主任職へチャレンジしてみてはいかがでしょうか？」です。

新しいことにチャレンジするときには、「うまくいかなかったらどうしよう？」と不安な思いが当然のようにつきまといますし、リスクも伴います。ですが、失敗したとしても、そこから学べることはたくさんありますし、失敗は重要な経験です。また、楽しいかどうか、自分に向いているかどうかもやってみないとわかりません。

マネジメントに携わるきっかけには、自己推薦もありますが、実際は上司から任命されること多いでしょう。私も上司から任命され、それを受けたのがきっかけです。その後、いくつもの失敗や経験を重ねてみて、自分なりのマネジメントのスタイルやおもしろさを知ったのです。

今回のこのチャンスを作り出したのはあなた自身であり、これまでの実績を評価されたからこそなのです。チャンスにめぐり合ったときにどう活かすかは、あなたしだい。失敗を恐れていては、自分のキャリアにとって「何が幸運だったか」などということはわからずじまいですよ。

ぜひともこのめぐり合ったチャンスを逃さず、ベストを尽くしてみてはいかがでしょうか。

ストレスマネジメントを
めぐるQ＆A

管理者の立場から

▶ **ストレスマネジメント** Stress Management

01 自分一人で問題を抱え込んでしまうスタッフへの対応は？

対応が難しい患者さんが多い病棟で、自分一人で問題を抱え込んでしまうスタッフがいます。ストレス過剰にならないように、師長としてどのようなアプローチをすればよいでしょうか？

A. いつもと違う様子を感じたら、「どうしたの？」などと声をかけて支援する意思を伝えることで、報告しやすい雰囲気をつくりましょう。 　　　　　　　　　　　　（久保田聰美）

(ここがポイント)

☑ スタッフのストレス要因をアセスメント、整理する。
☑ 客観的に、スタッフの作業環境整備のために問題点を整理する姿勢を保つ。
☑ スタッフに上司として支援する意思を伝え、報告・相談しやすい環境づくりをする。

ストレス要因の整理

　相談者は、この病棟スタッフのストレスは「対応困難な患者さんが多いこと」だと考えているようですね。そして、こうした問題に直面したあなた自身のストレスは、「スタッフが一人で問題を抱え込んでいること」のようです。

　スタッフのストレス要因を考えると、解決のためには対応が難しい患者さんがいなくなるのが最もよいと思いますが、そう簡単にはいきませんね。スタッフが、師長に心配をかけたくないという思いから問題を抱え込んでいるのか、患者さんを怒らせてしまった事実を師長に知られたくない（評価を下げたくない）という思いから問題を抱え込んでいるのかは、スタッフ本人に聞かないとわかりません。また、何がストレスになるかは、人それぞれです。ストレス要因と思われることを一つひとつ正確にアセスメントし、整理することが重要です。

ストレスモデルによる整理

　次は、具体的なアプローチ方法です。病棟を管理する師長として、作業環境を整備する視点からのアプローチが重要です。「作業環境」は、NIOSHの職業性ストレスモデル（⇒p.13 Part 1「ストレスマネジメント」の考え方 図1 ）における「仕事のストレッサー」の一つです。そして、緩衝要因となる「上司からの支援」は、重要な社会的支援です。

◀ 1. 作業環境の整備

　まず、作業環境を整備する方法を考えましょう。対応が困難な患者さんでも、あのナースの言うことは聞くとか、師長には態度が違う、ということはありませんか？　そうした具体的な事例に沿って対応方法を統一することも一つの方法です。スタッフ間のミーティングの活用も重要ですね。このとき、師長自身は対応に追われたり患者さんに巻き込まれたりせずに、一歩引いて、あくまでも「スタッフの作業環境を整備していくために重要な問題点を整理する」と

いう視点で取り組むことが重要です。

◀ 2. 緩衝要因としての上司からの支援：4つのケアにおけるラインの役割

次に緩衝要因としての上司からの支援についてです。厚生労働省が策定した『労働者の心の健康の保持増進のための指針』では、4つのケア（①セルフケア、②ラインによるケア、③事業場内産業保健スタッフ等によるケア、④事業場外資源によるケア、を重視しています（図1）。そのなかで、病棟での師長からのアプローチは、「②ラインによるケア」にあたります。

この「ラインによるケア」で重要な点は、スタッフの「いつもと違う」様子（サイン）を見逃さ

ないことです（表1）。師長がスタッフ一人ひとりの様子に配慮し気配りしていれば、いつもと違うサインを早めにキャッチし、「あなたらしくないわね、どうしたの？」という声かけができます。スタッフは、師長から承認されたというメッセージを受け取り、自らストレスに気づき、対処するセルフケア能力が高まるでしょう。また、もしスタッフが師長の評価を気にして、報告できずに一人で問題を抱え込んでいたとしても、こうした師長からのかかわりがきっかけとなり、上司に報告・相談しやすい風土づくり（＝作業環境の整備）につながります。

引用文献
1. 久保田聰美：実践ストレスマネジメント「辞めたい」ナースと「疲れた」師長のために. 医学書院, 東京, 2010：14.

図1 4つのケア

1 セルフケア
労働者自身によるストレスの気づき・対処など
- 自発的な相談、自律訓練法、リラクセーション
- 事業内外の資源に関する情報提供

2 ラインによるケア
気づきにつなげるキーパーソンによる対応
- 職場環境の問題点の把握と改善、スタッフからの相談への対応
- 「いつもと違う」スタッフの把握と対応
- メンタルヘルス不全であるスタッフの職場復帰への支援

3 事業場内産業保健スタッフ等によるケア
- 労働者に対する教育研修、労働者などからの相談への対応
- 職場適応、治療および職場復帰への指導

4 事業場外資源によるケア
心の問題の特殊性から有用

表1 スタッフの「いつもと違う」様子には要注意

- 遅刻、早退、欠勤が増える
- 休みの連絡がない（無断欠勤がある）
- 残業、休日出勤が不釣り合いに増える
- 仕事の能率が悪くなる（思考力・判断力が低下する）
- 業務の結果がなかなか出てこない
- 報告や相談、職場での会話がなくなる（またはその逆）
- 表情に活気がなく、動作にも元気がない（またはその逆）
- 不自然な言動が目立つ
- ミスや事故が目立つ
- 衣服が乱れたり、不潔であったりする

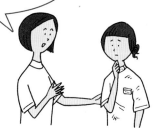

あなたらしくないわね、こんなに提出物が遅れるなんてどうしたの？

久保田聰美：実践ストレスマネジメント「辞めたい」ナースと「疲れた」師長のために. 医学書院, 東京, 2010：14. より引用

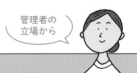

管理者の
立場から

02 師長とスタッフとの板挟みでつらい。ストレス回避の方法は?

私は現在、病棟主任をしていますが、師長とスタッフとの板挟みで精神的につらいと
思うことがよくあります。自分自身のメンタルヘルスをどのように良好に保てばよい
か、教えてください。

A. 師長とスタッフの意見は違っていてもおかしな話ではありません。双方の意見の傾聴
に努めることから始めましょう。
(久保田聴美)

ここがポイント

☑ 違う意見を無理に調整して早急に解決しようとしない。
☑ 立場が違えば意見も違うものだと理解する。
☑ 「自分のことを信用してくれているから話してくれるんだ」というように前向きに考え、まずは双方の
傾聴に努める。

メンタルヘルスとは

　メンタルヘルスは、日本語では一般に「精神保健」「心の健康」と訳されますが、WHOの定義によればメンタルヘルスの目標とされるところは、「生物学的(biological)、医学的(medical)、教育的(educational)及び社会的(social)な側面から精神健康を促進して、よりよい人間関係を作ることである」とされています。ここでメンタルヘルスを理解するうえで重要な点は、メンタルヘルスが良好な状態は、単に生物学的、または医学的に、精神的に病んでいない状態だけを指すのではなく、教育的・社会的側面も重視しつつ精神保健を促進していき「よりよい人間関係」をめざしていることといえます。

　この相談者も、病棟の人間関係をよりよい方向に保ちたい思いが強く、その結果、板挟みになって精神的につらいと思われている様子が伝わってきます。

ストレスコーピングの方略

　自分自身のメンタルヘルスを良好な状態に保つためには、セルフケア能力を高めることが重要です。そのなかでも特に大切なのは、ストレスコーピング(対処)をうまくしていくことです。p.12 Part 1「ストレスマネジメント」の考え方で示したラザルスのストレスコーピング理論では、その方法は一般的に「問題焦点型」と「情動焦点型」に分けられます。p.13 Part 1「ストレスマネジメント」の考え方(図2)にも示したように、この理論の特徴は、ストレスを単なる反応ではなく「(認知的)評価」→「コーピング(対処)」→「その結果(ストレス反応)」までを一連の過程としているところです(図1)。

　問題焦点型は、ストレス要因(＝問題)を解決していく方法であり、ストレスコーピングとしては高い効果が期待できますが、なかなか難しいのも現実のようです。この悩みでは、師長の意見とスタッフの意見に折り合いをつけるように調整していくという方法といえます。しかし、

実際はそこが難しいからこそ、つらい思いをしているのであり、簡単にはいきません。

情動焦点型は、ストレスを強く感じる場合には最初の認知に歪みが生じ、何事も否定的にとらえる傾向が多くみられますが、その認知を変えていく（視点を変える）方法です。この質問でいえば、「自分のことを信用してくれるからこそ、皆が本音を話してくれるんだ」や「立場が違えば考えが違ってあたりまえ」というふうに、目の前のストレス要因に対する自分の考え方を変えることにより、つらい思いをマネジメントしていこうという考え方です（図2）。

実際には、問題焦点型と情動焦点型の両方の方法をうまく組み合わせていくことが多いようです。この悩みにあてはめると、はじめは無理に調整しようとせず、両方の言い分が違っていてもよいという視点で傾聴に努めている（情動焦点型コーピング）うちに、師長とスタッフが少しずつ互いの立場を理解する方向へ調整していく（問題焦点型コーピング）というイメージになります。

いかがでしょうか？ 明日から、ちょっと違った視点で対処できそうでしょうか。

引用文献
1. 小杉正太郎 編著：ストレス心理学，川島書店，東京，2002.

図1 **包括的心理ストレスモデル（対処）**

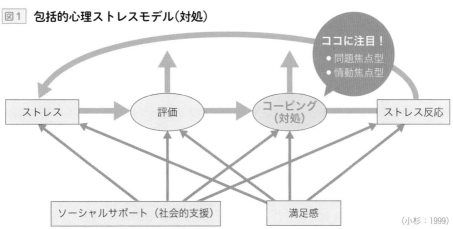

小杉正太郎 編著：ストレス心理学，川島書店，東京，2002：191．より改変して転載

図2 **ストレスコーピングによる方略**

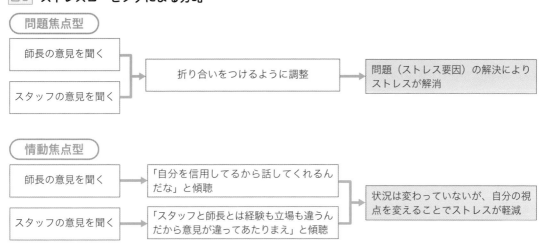

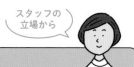

スタッフの立場から

03 アクシデントを起こしてしまい、すべてが怖くなり…。

自分では何でもそつなくこなせると思っていましたが、ある日、事故を起こしてしまいました。幸い患者さんへの影響は最小限に抑えられましたが、今まで普通にできていた確認作業や、業務の一つひとつが怖くなり、すくんでしまいます。

A1 「すくんでしまう自分」を大切に。頼れるナースへの成長の途中です。　　　　（久保田聡美）

　アクシデントは、ナースをしていて最もつらいできごとですよね。ましてや、自分では何でもそつなくこなせると思っていたのに事故を起こしてしまったら、自分に自信がもてずにすくんでしまいますよね。

　例えばあなたの部署に、いつもていねいな仕事をするナースがいたとします。そのナースが、1回のうっかりミスから事故を引き起こした場合があったとしましょう。医療事故は、ヒューマンエラーだけで起こるものではありません。システムの落とし穴があるからこそ、ベテランでもうっかりミスを起こしてしまうのです。ですから、その分析のためにレポートがあるわけで、ミスを起こしたナースの資質を問うことはしませんよね。そのようにして、過去に落ち込んでいるナースを、あなた自身も励ましてきたのではないでしょうか。

　一方、似た場面に遭遇しているナースがケロッとして、「レポートさえ書けばいいや」「ヒューマンエラーは誰でも起こすもの、患者さんへの影響がたいしたことないからいいじゃ

ん！」などと開き直った様子だったらどうしましょう。逆に困りませんか？　とても矛盾しているようですが、それが現実なのです。だから、あなたは落ち込んでいるのですよね。

　事故は、環境要因やシステムの要因が大きく、再発防止にはそれらへの対策は欠かせません。しかし、実施者責任という形でナースがかかわる場面が存在することも事実です。システムと個人の相互作用の下で起こる医療事故だからこそ、そこにかかわった医療従事者の真摯な態度が重要なのです。

　ここで、相談者の体験が、どのように自分の中に根を下ろすかを認知行動療法（cognitive behavior therapy：CBT）の観点で説明してみます（図1）。きっと、時間が経てばこのような理解と対処法が進んでいくはずです。

　今回の事故を冷静に振り返り、「すくんでしまう」自分自身の反応も正常なものだと受け入れてこそ、一人前のナースだと思います。

参考文献
1. 大野裕：はじめての認知療法，講談社現代新書，東京，2011.

図1　認知行動療法(CBT)の理論とコーピングの進め方の例

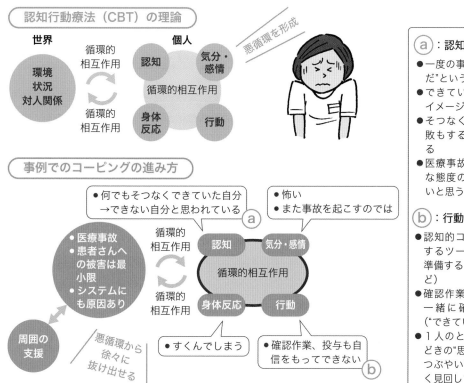

認知行動療法（CBT）の理論

世界　循環的相互作用　**個人**

環境
状況
対人関係

認知　気分・感情

循環的相互作用

身体反応　行動

悪循環を形成

事例でのコーピングの進み方

●何でもそつなくできていた自分
→できない自分と思われている

●怖い
●また事故を起こすのでは

ⓐ

●医療事故
●患者さんへの被害は最小限
●システムにも原因あり

循環的相互作用

認知　気分・感情

循環的相互作用

身体反応　行動

循環的相互作用

周囲の支援

悪循環から徐々に抜け出せる

●すくんでしまう

●確認作業、投与も自信をもってできない

ⓑ

ⓐ：認知的コーピング
- 一度の事故で"すべてだめだ"という自分はおかしい
- できていたときの自分をイメージする
- そつなくこなすより、失敗もする自分を受け入れる
- 医療事故を起こして平気な態度の人よりずっといいと思う

ⓑ：行動的コーピング
- 認知的コーピングを意識するツールやパターンを準備する（メモ、深呼吸など）
- 確認作業、投与の際に、一緒に確認してもらう（"できている自分"の確認）
- 1人のときは、そのときどきの"思い"を声に出してつぶやいてみる（周囲をよく見回してから……）

COLUMN

病院全体で取り組むストレスマネジメント

　看護職が遭遇するストレスの要因としては、①患者さん－看護師関係、②緊張が課せられる仕事が多い、③判断の難しい仕事が多い、④仕事量が多い、⑤死と直面することがある、などが挙げられます。新人ナースの場合は、知識・技術の未熟さ、他の看護師と調整できない、患者さん・家族のサポートができない、などがあります。

　看護職が直面するストレスは、上司や同僚との関係を含む労働環境、経験年数、サポートの強さ、医師との葛藤、業務の煩雑さ、病棟の状況によって異なります。看護師は、ある意味で"献身的に"接することが求められる一方、冷静で客観的な態度を堅持しなければならないこともあります。患者さんにかかわればかかわるほど強度の緊張が強いられ、人間的要素が求められます。そして、それに耐えることと相応の成果がいつでも得られるわけではありません。

　看護管理者は、メンタル不調者を出すことのない職場づくりを目指す必要があります。そのためにストレスマネジメントのシステムをつくることが必要で、それは病院全体で取り組むべき課題です。　　　　　　　　　　　　　　　　　　　　（編集部）

　つらい経験をされましたね。アクシデントを経験して、自分を責めて自信がなくなっているのだと思います。同様のことが起こるのではないかと不安にさいなまれて身がすくむのは、看護師として当然の反応でしょう。だからこそ、患者さんの安全を守るという観点から、その状況を振り返り、なぜエラーが生じたのかを客観的に分析する必要があるのだと思います。あなたに起こったことは、誰にでも起こる可能性があるからです。

　米国医療の質委員会／医学研究所の『人は誰でも間違える―より安全な医療システムを目指して』という有名なレポートのなかで、「人間は誰でも間違える。しかし、間違いを防ぐことはできる」[1]と言っています。医療者が自分の行動に責任をもち、注意深く行動することは当然なのですが、それでもエラーは生じます。だから

といって、エラーが生じたときに個人に責任を負わせることは、同じエラーを防ぐ効果にはなり得ません。なぜアクシデントが生じたのかを明らかにして、エラーを防止するしくみや、医療を提供するプロセスの改善が重要なのです。

　同じように、今回のアクシデントは、あなた一人の責任を問われるものではありません。幸い患者さんへの影響は少なかったのですから、今後同様のことが生じないようにそのできごとを分析して、患者さんの安全を守るために改善策を考えることが、あなたがとるべき責任ある行動ではないでしょうか。

　視点を変えて考えてみてください。そして、早く元気を取り戻していただけたらと思います。

引用文献
1. 米国医療の質委員会/医学研究所著，医学ジャーナリズム協会 訳：人は誰でも間違える―より安全な医療システムを目指して．日本評論社，東京，2000：1．

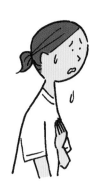
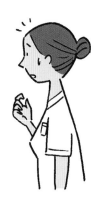

CHAPTER 05

LEADERSHIP

リーダーシップを
めぐるQ＆A

管理者の
立場から

01 ## リーダーとしての能力を高めるには？

自分自身、リーダーシップが発揮できているのかどうかわかりません。スタッフから信頼され、円滑に業務を遂行できる看護管理者になるために、リーダーシップの習得方法を教えてください。

A. スタッフの行動や言葉から自分のリーダーシップを評価しましょう。そして、経験を振り返り、理論と結びつけて考えることが習得への道です。

（渡邊千登世）

ここがポイント

☑ フォロワーであるスタッフの行動や言葉をよく観察する。
☑ 理論を活用し、個々のスタッフのレディネスを査定し、適宜、必要なフィードバックを行う。
☑ 経験を振り返り、深く考えることによって、自分なりにリーダーシップの持論を築くことが大事。

質問を見ると、①今の自分のリーダーシップは適切かどうか、②リーダーとしての能力をさらに高めるにはどうしたらよいか、という2つの心配があるようですね。

今の自分のリーダーシップは適切か

◀ 1．スタッフの行動や言葉からの判断

1つ目の心配から考えていきましょう。まず、フォロワーであるスタッフの行動や言葉をよく観察してみることをお勧めします。あなたは、リーダーとしてスタッフに、病棟の目標や具体的な課題を示していますか？　そしてスタッフは、病棟の目標や具体的な課題を理解し、日々の業務のなかでその目標を達成するための行動がとれていますか？　スタッフは自律的で主体的な行動をとり、楽しそうに仕事をしているでしょうか？　個人差はあったとしても、おおむねこのような行動をとっているスタッフが多ければ、内発的動機づけがなされているので、あなたのリーダーシップは適切だと考えてよいと

思います。ついてくるフォロワーがいなければリーダーになり得ません。スタッフがついてきてくれていると感じられれば、まずはよしとしましょう。

◀ 2．理論の活用

さらにあなた自身がリーダーとして自信をつけるために、理論を活用してみましょう。例えばSL理論（⇒p.14 Part 1「リーダーシップ」の考え方）です。個々のスタッフのレディネスを査定し、適時必要なサポートを心がけてみてはどうでしょうか？

能力があってもそれを獲得したばかりで自信がない人や、もともと能力はあるのに何らかの理由で意欲を落としているようなR3レベルのスタッフに対しての、リーダーの適切なスタイルは参加的スタイル（高協労・低指示）です（図1）。つまり師長は、指示的な要素が少ない対話をし、本人の望むことへの支援行動をします。本来、能力を兼ね備えているスタッフであれば、「何をどのようにすべき」という詳細な指示は必要ありません。不安が最小限になるように悩みを聞き、励ましたり、意思決定を一緒に

行ったり、そして仕事の結果を褒めることなど
を中心に行います。

　このスタッフが自信をもち、R4レベルのレ
ディネスになれば、仕事を委譲し、自由に意思
決定をしてもらうなど、委任的スタイルをとる
とよいでしょう。

リーダーとしての能力を高める方法

　次に、リーダーシップの習得の方法について
です。かつて私は、リーダーシップは経験から
よりも理論を学ぶことが高尚だと思っていまし
た。しかし、さまざまな経験を重ねるなかで、
そうではないことがわかってきました。リー
ダーとして自分が失敗したこと、それによって
悩んだり、学んだりしたことを話すと、リーダー
をめざしている人は共感をしてくれます。自分

図1　SL理論の活用

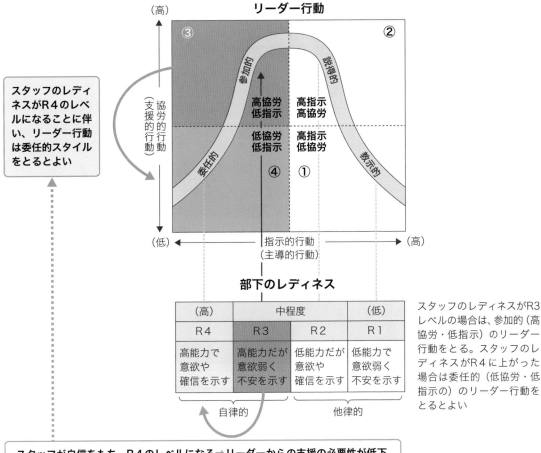

スタッフのレディ
ネスがR4のレベ
ルになることに伴
い、リーダー行動
は委任的スタイル
をとるとよい

スタッフのレディネスがR3
レベルの場合は、参加的（高
協労・低指示）のリーダー
行動をとる。スタッフのレ
ディネスがR4に上がった
場合は委任的（低協労・低
指示の）のリーダー行動を
とるとよい

スタッフが自信をもち、R4のレベルになる ➡ リーダーからの支援の必要性が低下

ポール・ハーシィ, ケネス・H.ブランチャード, デューイ・E.ジョンソン：行動科学の展開：入門から応用へ：人的資源の活用. 新版. 生産性出版, 東京, 2000：313. を参考に作成

なりに経験を振り返り、深く考えることによって蓄積されていくものがあります。そして、それを裏づけてくれたのは、金井壽宏著『リーダーシップ入門』[1]の文章でした。抜粋して 表1 に示しましたので、リーダーシップを実際に身につけるために実践してみることをお勧めします。

引用文献
1. 金井壽宏：リーダーシップ入門. 日本経済新聞社, 東京, 2005.
2. ポール・ハーシィ, ケネス・H. ブランチャード, デューイ・E. ジョンソン著, 山本成二, 山本あづさ 訳：入門から応用へ 行動科学の展開[新版]－人的資源の活用－. 生産性出版, 東京；2000.

| 表1 | **リーダーシップを実際に身につけるために大事なこと**

リーダーシップを理論として本で学ぶだけではなくそれを実際に身につけたいと思ったら、次の4つのことが大事だ。
- 自分がリーダーシップを直接に経験すること
- すごいリーダーだと思える人といっしょに仕事をして、その人の言動を観察すること
- それらの経験と観察からの教訓を言語化し、自分なりの持論を構築すること
- 学者の理論やすぐれた実践家の持論は鑑賞するように読むのではなく、自分の持論を創出し肉づけするために活用すること

金井壽宏：リーダーシップ入門. 日本経済新聞社, 東京, 2005：21より引用.

COLUMN

リーダーシップとマネジメント

　リーダーシップとマネジメントは混同して使われていることが多いようですが、この2つの概念は別物です。コッターは、「リーダーシップとマネジメントは、相異なるも補完し合う行動体系である」[1]と述べています。そして、マネジメントの役割は「複雑な状況にうまく対処すること」で、リーダーシップの役割は「変化に対処すること」であると説明しています。複雑さをマネジメントするためには、まず将来の目標を定め、その達成に向けて具体的な手順を決め、計画を実現するための資源を配分します。それに対してリーダーシップを発揮する場合は、まず方向性を決め、将来ビジョンとその実現に必要な変革を起こすための戦略を立てます。マネジメント機能とリーダーシップ機能の比較を 表 に示しました。

　リーダーシップがビジョンを示し変革を行うのに対して、マネジメントは計画を立て秩序を構築するものといえます。　　　　　　　　　　　　　　　　（編集部）

| 表 | **マネジメント機能とリーダーシップ機能**

	マネジメント	リーダーシップ
進むべき方向を定める	計画立案と予算設定	方向性を設定
目標を達成するための人的ネットワークづくり	組織化と人材配置	人材をある方向に向けて整列させる
目標達成に向けて実行する	コントロールと問題解決	モチベーションと意欲高揚
達成する成果	確実性と秩序の構築	大規模な変革の推進

J.P.コッター, 梅津祐良 訳：変革するリーダーシップ－競争勝利の推進者たち. ダイヤモンド社, 東京, 1991：8. より引用

文献
1. J.P.コッター著, 黒田由貴子, 有賀裕子訳：第2版リーダーシップ論. ダイヤモンド社, 東京, 2012：43.
2. J.P.コッター, 梅津祐良訳：変革するリーダーシップ－競争勝利の推進者たち. ダイヤモンド社, 東京, 1991：8.

管理者の立場から

02 師長として"質問力"を高めるには?

師長として、会議やスタッフとの会話で、物事の本質に迫る意見や質問ができていないように思います。リーダーにはスタッフをまとめるためにこれらの能力が必要だと思いますが、どうすれば高められますか?

A. 意見を言う、質問するということよりも、スタッフからアイデアや意見が出るような「対話」という方法で、ともに考える姿勢をもちましょう。
（渡邊千登世）

ここがポイント

☑ リーダー主体で会議や会話を進めようとしない。
☑ 対話により、スタッフからアイデアや意見を引き出すことを考える。
☑ 対話では、語ることより考えることを重視する。

スタッフ主体の会議・会話に

「物事の本質に迫る」というのは、なかなか難しいことですね。本質とは、「物事の最も大事な根本的性質・要素。そのものの本来の姿」という意味です。きっと、病棟での会議や会話で合意形成がうまくいかない、スタッフの意見や考えを上手に引き出せないという経験などが、このような悩みにつながっているのではないかと思います。"質問"のつもりが、いつの間にかスタッフへ詰め寄る"詰問"になっていませんか? 詰問に対しては、スタッフは本能的に逃げる、逆に攻撃するというような反応になるでしょう。リーダーとして質問したり意見を述べたりすることは重要ですが、スタッフ自ら物事（問題）の本質について考えてもらうことや気づいてもらうことも重要です。

心理学者のレヴィンは、リーダーシップのタイプを、「専制型（リーダーが意思決定）」「民主型（リーダーの支援のもと、部下が意思決定）」「放任型（部下が意思決定）」に分類し、民主型が最も有効であると言っています。このように、

リーダーシップのスタイルにはさまざまなものがありますが、近年は「ファシリテーター（協働促進／共創支援）型リーダーシップ」というスタイルも注目されています。

ファシリテーター型リーダーシップスタイル

ファシリテーターは、ミーティングなどで中立の立場に立って、参加者の発言や話の流れを調整し、合意形成をサポートする人であり、意思決定権はもちません。したがって、ファシリテーター型リーダーシップスタイルでは、リーダーは指示・命令を出すのではなく、課題を達成できるように、スタッフの自律性と能力を最大限に発揮させながら成果を上げていきます。その方法として、対話や議論を通じてメンバーからアイデアや意見を引き出し、整理、体系化し、意思決定を促すことや、経験を学習に変えられるように促進することなどの働きかけがあります。このスタイルでは、意味や本質を見いだしたいときには、メンバー（スタッフ）と対話するという方法をとります。対話は会話や議論

とは異なり、メンバーがさまざまな考え方を提示し、考えを深め、ともに新しい考え方を見いだしていくという手法です（表1）。

堀は、「対話で大切なのは語る（主張する）ことではなく考える（探究する）こと」[1]であると述べていますが、その他にもファシリテーションでの対話の5つのルール（表2）と、対話を深めるための5つの力（表3）について言及していますので、対話力を高める参考にしてください。

引用文献
1. 堀公俊：チーム・ファシリテーション 最強の組織をつくる12のステップ. 朝日新聞出版，東京，2010，100.
2. 堀公俊：チーム・ファシリテーション 最強の組織をつくる12のステップ. 朝日新聞出版，東京，2010：49-51，100-105.

表1 会話、対話、議論の違い

	前提	目的
会話	自分と他者は同じ	●交流のための話し合い。情報や思い、気持ちの交換 ●知識や経験を共有し、関係性を深めることが目的
対話	自分と他者は違う	●新しい考えを探し出す ●探求と発見のための話し合い ●それぞれの考えを戦わせることによって、互いが変わることをめざす
議論	自分と他者は違う	●異なる意見を戦わせ、最良の意見を選ぶ、もしくはつくる ●合意形成や問題解決をめざした話し合い ●相手が変わることをめざす

堀公俊：チーム・ファシリテーション 最強の組織をつくる12のステップ. 朝日新聞出版，東京，2010：49-51. を参考に作成

表2 対話の5つのルール

①発言をよく聴き、判断を保留して探究する
②言葉にこだわり、自分の経験をもとに語る
③思い込みを打ち砕き、多様な視点で考える
④対立を恐れず、新たな考え方を探し出す
⑤無理にまとめず、意味の発見を楽しむ

堀公俊：チーム・ファシリテーション 最強の組織をつくる12のステップ. 朝日新聞出版，東京，2010：100-103. より引用

表3 対話を深める5つの力

①分析力…思考の道筋を紐解く
②洞察力…本質を的確に見抜く
③視点力…多様な切り口から考える
④発問力…問いかけて深掘りをする
⑤表出力…新たな仮説を提示する

堀公俊：チーム・ファシリテーション 最強の組織をつくる12のステップ. 朝日新聞出版，東京，2010：100-103. より引用

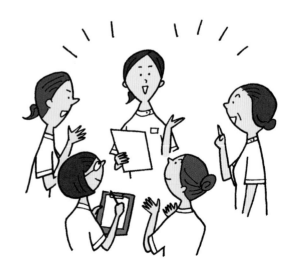

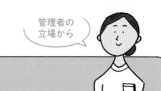

03 主任をうまく育てる指導法とは?

新任の主任が管理者としての自覚をもち、自信や責任感をもって働けるようにするために、師長としてどのように指導すればよいでしょうか?

A。 あなた自身が過去にリーダーシップを発揮した体験を生かして、自主的に課題を解決する機会を主任につくってあげましょう。

(渡邊千登世)

ここがポイント

☑ リーダーとしての自信・責任を身につけるには時間がかかることを理解する。
☑ 過去の経験を生かして主体的に課題を解決する機会をつくる。
☑ 問題解決にPDCAサイクルを活用する。

リーダーになるには時間がかかる

新任の主任に「あなたは今日から主任なのだから、管理者として自覚をもちなさい」「自信をもってリーダーシップを発揮しなさい」といきなり提案しても、ついこの間までスタッフであった主任は自分がどう動いたらよいか、戸惑い、困惑するばかりでしょう。リーダーシップは数日で身につくものでもなければ、座学の研修だけで学べるようなものでもありません。まず、身につくまでには時間がかかるものと思ってください。

昔の自分を振り返ってみる

「新人のころから、リーダーシップを発揮する場を与えられ、自己評価しながら自分のリーダーシップスタイルを確立するトレーニングを自ら積み重ねてきた」という人ばかりではないのが現実です。困惑して、自信がなさそうな新任の主任(仮にAさんとします)を見て、師長の

あなたとしては「リーダーとして、どう育てたらよいのだろうか」と悩むところが大きいことと思います。

そこで、「師長として、自分はどのように成長してきたのだろうか?」と、ちょっと昔の自分を振り返ってみてください。あなた自身も、リーダーシップを発揮しなくてはならない機会ごとに熟慮し、悩みながら、その状況に合った理論を応用し実践での経験を繰り返しながら、だんだんに積み重ねて、今のあなたに成長してきたのではないでしょうか?

今のあなたと同じように、まずはAさんにも、これまでの何らかの場面でリーダーシップをとった経験を振り返ってもらいましょう。主任に抜擢されたぐらいの人ならば、一つ二つの経験は思い出せるでしょう。それが成功体験の場合はなぜうまくいったのか、失敗体験の場合はなぜ失敗したのかを考えてもらい、そのときの方法や、それに伴った感情、気持ちを思い出してもらいます。そして、その経験を生かしてリーダーシップを発揮し、主体的に課題を解決する機会をあなたがつくってあげることです。師長のあなたが常に主任に指示を出していては、A

さんはいつまでたっても、リーダーシップを発揮してチームを動かしていく能力が培われません。

PDCAサイクルを用いた体験学習を

Aさんに、リーダーシップについて体系的に学べる機会を与えてあげることも必要です。管理者としていろいろな理論を理解しておくことは、課題分析の質の向上につながり、問題解決の助けとなります。病棟での課題を分析して、その解決方法として用いられる理論は何かを考えてもらうのもよいかと思います。もし、まだ何も理論を持ち合わせていないようであれば、あなたが「こうした問題にはこの理論が使えるわよ」と教えることも必要です。与えられた課題を分析し、計画を立て、実践し、評価をするというPDCAサイクルを回す体験をさせることです（図1）。

師長のあなたがすべきことは、Aさんに的確なアドバイスをして、Aさん自身が実践を積み重ね、自ら自信と責任を身につけることができるように導くことです。

図1 PDCAサイクル

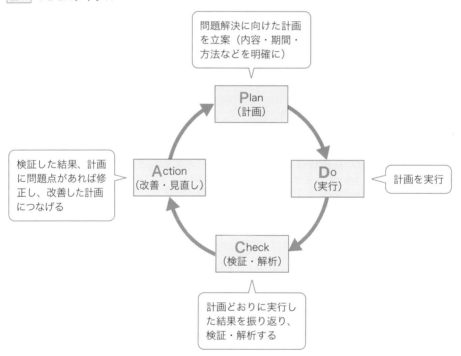

計画（Plan）→実行（Do）→検証・解析（Check）→改善・見直し（Action）→計画（2回目）というサイクルで問題を解決し、業務の質の維持・向上などを行うマネジメントサイクルである。

スタッフの
立場から

04 リーダーナース業務をうまくこなす方法とは?

3年目ナースです。この春から「リーダーナース」役がまわってくるようになりました。
なんとなく、まだ業務に振り回されていてつらいです。「ニコニコ余裕で」リーダーナー
スを務めるために、まず何から心がけるといいですか?

A1 先輩ナースの真似から始めてみましょう。モデルとなるリーダーナースの役割をうま
く真似するために、自分の仕事を「見える化」してみましょう。　　　　　（任　和子）

　新しい仕事や役割をすいすいこなして一人前になることは、誰にとっても時間がかかります。適切な時期にほどよい負荷がかかる仕事を担うチャンスを得て、それを乗り越える努力をするプロセスこそ人を成長させます。また、乗り越えた後の達成感が、仕事に対するモチベーションを高めます。

　さて、「"ニコニコ余裕で"リーダーナースを務める」ということは、まさに、新しく得たリーダーナースという役割を、自分にとって「ほどよい負荷」にするプロセスといえます。ほどよい負荷にするには、先人から学ぶことが一番の近道です。そこで、リーダー業務をうまくこなしている素敵なナースを見つけて「真似する」ことをお勧めします。

「振り回される」業務にも、意外にパターンが

　モデルとなるリーダーナースの役割をうまく真似するコツは、自分の仕事をまず「見える化＝記録する」ことだと思います（図1）。リーダーナースの業務には、「決められた時間を守り、スケジュールどおりに実行する業務」と「臨時で割り込んでくる業務」があります。臨時業務を「予測不可能な業務」として取り扱うと、振り回されると感じるのではないでしょうか。

　しかし、臨時業務でも、「どの曜日のどの時間に」「どのような内容の」業務が入ったのかを記録してみると、いくつかのパターンが見えて

くることがあります。スケジュールどおりの業務であっても、曜日によって、あるいはメンバーによって業務量は変わるので、それを記録してみると、これもいくつかのパターンが見いだせるでしょう。

　このパターンごとに、モデルとなるリーダーナースがどのように対処しているのかをよく観察したり質問したりしてみると、自分がどのように行動したらよいかがわかり、その業務は予測可能な範囲におさまります。それらを一つずつ試して自分に取り入れることによって、自分らしい「リーダーナース」の新しいモデルがつくれます。このようなクリエイティブな仕事は楽しいです。

参考文献
1. 遠藤功：見える化－強い企業をつくる「見える」仕組み，東洋経済新報社，東京，2005.

図1　"振り回される感"解消のヒント

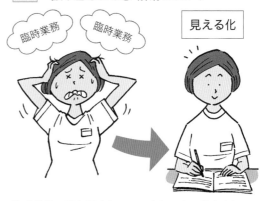

臨時業務　臨時業務　見える化

臨時業務に振り回されているようでも、書き出してみると解消のヒントが見えてくる

余裕の笑顔でリーダーナースをカッコよく務めたい！──そうですよね。業務に振り回されるリーダーなんてカッコ悪いですもんね。でも、本来のリーダーナースの役割ってなんでしょうか？　そもそもリーダーナースは何のためにいるのでしょうか？

スタッフのときに「働きやすかった」リーダー像は？

あなたがスタッフとして働いているときは、どんなリーダーの下なら働きやすかったですか？　一見、テキパキ業務をこなしているようで自分は涼しい顔をしているリーダーというのは、単にスタッフに丸投げしているだけで、スタッフの立場からすると不満タラタラ、なんてことはありませんでしたか？

もうお気づきだと思いますが、リーダーナースの役割は、「スタッフがニコニコ余裕で働きやすいようにサポートすること」なのです。ただし、最初からテキパキなんて、なかなかできません。スタッフから逆にサポートされることも多いでしょう。そんな自分が情けないと思いますか？　私は、サポートされるリーダーというのも素敵だと思います。大切なのは、サポートされている自分、ちょっぴりカッコ悪い自分に向き合うことではないでしょうか。そして、周囲のサポートに感謝する気持ちを忘れずに、スタッフに支えられながらリーダーができている自分を大切にしてください。

「みんなのために」が伝わると雰囲気も変わる！

例えば、リーダーナースのときには「早めに出勤して患者さんの状態把握」という一連の業務が欠かせませんが、これをとってみても「リーダーだから仕方ないなあ」と思ってするのと、「みんながちょっとでも働きやすいように、きちんと把握しておこう」と事前にしっかり段取りして行うのでは、周囲に伝わる雰囲気も変わってきます。そんなリーダーは、どんなに忙しくてもきっと自然と笑顔で働いていて、スタッフも声をかけやすく、業務もスムーズに流れそうですね。

ニコニコ余裕の笑顔は、リーダーナースをうまくこなす自分のためにあるのではなく、周囲のスタッフのため、そして何より患者さんやご家族のためにあることを忘れないようにしましょう。

CHAPTER 06
INNOVATION/
IMPROVEMENT

変革・改善を
めぐるQ&A

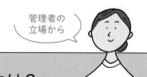

管理者の
立場から

01 リーダー業務を円滑に引き継いでもらうには？

日勤業務の終了時間が来ても業務の引き継ぎを行わず、いつまでも残っているリーダーがいます。どのように改善を進めるべきでしょうか？

A. 引き継げない要因を分析し、要因に合った具体的な指導を行いましょう。

(渡邊千登世)

ここがポイント

☑ 引き継ぎが行えない要因を考える。
☑ 師長として、役割ごとの業務内容・責任の明文化や人員配置の検討など、体制の整備を行う。
☑ 要因に合わせて具体的に指導し、仕事の進め方のトレーニングを行う。

引き継げないことが示す意味

看護師の仕事は、交代勤務で日勤から夜勤へと途絶えることなく業務が引き継がれていきます。日勤の看護師が、1つのチームとしてそれぞれが責任と役割を分担して業務を行うことが基本です。業務の引き継ぎが行えていないということは、日勤で果たした責任の内容を示すことなく夜勤が行われてしまっていることを示します。そこで、引き継ぎが行えていない事実を確認し、要因を分析する必要があります。

引き継げない要因から分析

考えられる要因としては、「1. 個人のタイムマネジメントが不適切である」「2. リーダーとスタッフの役割分担が明文化されていないため、リーダーが業務を抱え込んでしまう」「3. リーダー業務の内容が実際の業務の流れと合致していないため、夜勤の業務を軽減しようという配慮の気持ちが働いている」などが考えられます（表1）。

個人のタイムマネジメントが不適切である場合

リーダーとしての1日の動きを書き出してもらい、効率よく動く方法を一緒に検討します。リーダー業務は非定型の業務の割合が高いですが、予測して計画しておくことができる仕事もあります。あらかじめ計画しておける業務を挙げて、前もって準備することを勧めます（p.132 Part 2「変革・改善」Q4；「タイムマネジメントとは」参照）。

また、優先順位の判断も作業効率に大きく影響を及ぼします。業務を開始する前に1日の計画を立て、変更・修正をしながら業務にあたることが重要ですが、こうした仕事の進め方をするトレーニングが十分にできていない可能性があります。「急なスケジュールの変更によって空き時間ができたときに看護管理日誌のような仕事を済ませておくと後で楽よ」などのアドバイスをしながら、自ら判断ができるように指導します。

表1 引き継ぎが行えない要因別対処法

	対処	指導会話例
1. 個人のタイムマネジメントが不適切である場合	● 1日の動きを書き出し、予測できる範囲で効率よく動けるスケジュールを組む ● 緊急性のあることなどに対して優先順位を考え、スケジュールの修正・変更を臨機応変に行えるように具体的に指導	「患者さんからのクレーム対応のような仕事は急がないといけないから、優先してやってね」
2. リーダーとスタッフの役割分担が明文化されていないため、リーダーが業務を抱え込んでしまう場合	● 病棟の看護提供システムに沿って業務内容を整理して各役割と責任の範囲を分担し、明文化することで、リーダーが本来の役割に専念できるようにする	「急変が起こったときは受け持ち看護師の仕事だから、あなたは物品が必要なときに調整するような外回りの仕事をしてあげればいいのよ。病室に入り込んでしまっては、ほかの患者さんのマネジメントができないでしょう？　それより、リーダーとして管理室への報告や家族への対応をしましょうね」
3. リーダー業務の内容が実際の業務の流れと合致していないため、夜勤の業務を軽減しようという配慮の気持ちが働いている場合	● スタッフに配慮する気持ちは認めながらも、患者さんの医療安全性などの観点から考えるという思考の転換を勧め、理解を促す	「夜勤のスタッフを思いやるやさしさをもつことは大事なことだと思うわ。でも、きちんと時間どおりに夜勤リーダーに引き継いでおかないと、患者さんの安全が守れない場合もあるから、時間内に引き継ぐことも大事な業務なのよ」

リーダーとスタッフの役割分担が明文化されていない

　看護提供システムによっては、業務における役割と責任の範囲が異なることがあります。自分の病棟の看護提供システムに応じて、例えば受け持ち看護師、遅番業務の看護師、リーダー業務の看護師の役割と責任、業務内容を整理し、業務を分担して明文化する必要があります。そうすることで、各担当に業務が割り振られ、リーダーが本来の業務に専念することができます。

リーダー業務の内容が実際の業務の流れと合致していない

　病棟の特徴によって、業務量の時間的な偏りがあるでしょう。師長が、1日のどの時間帯に業務量が集中するかを分析し、役割ごとの業務内容と人員の配置を検討することが重要です。そしてリーダーに、チームワークの観点からはスタッフを思いやる気持ちが大事であり、その気持ちは認めることを伝えながらも「交代勤務を行っている以上、適切に業務と責任の引き継ぎを行わなければ、患者さんの医療安全を守れない場合があるのよ。考え方を切り替えて、うまく引き継ぐことを考えましょう」と指導することが大切です。

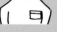

管理者の
立場から

02 スタッフが働き続けたいと思う組織をつくるには?

看護師が就職を希望し、さらに辞めない病院にするために、看護管理者はどのような
組織をめざすべきでしょうか?

A。 看護師を引きつける要因であるマグネティズム評価の14項目を参考に、病棟で師長が
実践できることを考えましょう。

(渡邊千登世)

ここがポイント

☑ 魅力のある病院とは、魅力のある病棟や部署の集合体である。
☑ マグネティズム評価の14項目から魅力ある病棟づくりのヒントを探す。
☑ マグネティズム評価の14項目を活用した実際の行動を考える。

マグネットホスピタルとは

　現在のわが国の看護師の需要に対する供給の割合は十分とはいえません。看護師不足のなか、「看護師の就職希望者を増やすためにはどうしたらよいのだろうか?」「せっかく就職したのに、すぐ辞めることがないようにするにはどうすればよいのだろうか?」というのは、看護管理者だけではなく、そこに働く看護師の大きな悩みでしょう。

　1980年代の米国でも看護師不足が大きな課題でした。その当時、米国看護アカデミー（American Academy of Nursing：AAN）では、看護師不足にもかかわらず看護師の確保に成功し、優秀な看護師を集めるだけではなく高い定着率と質の高い看護の提供を維持している病院があることに着目しました。そして、そのような病院を、"磁石のように看護師を引きつける病院"という意味で「マグネットホスピタル」と呼びました。さらに、これらの施設の組織特性を表すために、共通する要素を明らかにする研究が行われました。

マグネティズム評価の14項目の活用

　こうした研究により、14のマグネティズム（引きつける魅力）の要素が抽出されました（表1）。1990年代には、米国看護アカデミーから米国看護認定センター（American Nurses Credentialing Center：ANCC）が独立し、マグネット看護サービス認証プログラムが構築され、14のマグネティズムが評価項目に用いられています。看護師が辞めず、定着率を高めていくにはこのマグネティズムを参考に組織づくりをすることがよいのではないかと思います。

　「看護管理者が明確な方針のもとに組織運営にあたること」「フラットな組織構造で、意思決定が分散されていること」「組織が職員個人の専門職としての成長と発達を支援すること」「患者さんへのケアの責任と権限が看護師にあること」「看護師が専門職としての規範に沿って自律した実践をすること」などの項目がありますが、そのなかにたくさんのヒントがあります。

　これらの内容を具体的に考えてみると、「看

表1 マグネティズムの新モデルとマグネティズム評価の14項目

新マグネットモデルを構成する要素 (model component)	マグネティズム評価の14項目 (force of magnetism)
変革型リーダーシップ (transformational leadership)	● **Force 1：看護リーダーシップの質**(quality of nursing leadership) 知識豊富で、強く、リスクを恐れない看護管理者が明確な方針のもとに組織運営にあたることなど
	● **Force 3：マネジメントスタイル**(management style) 組織と看護管理者たちが職員のマネジメント参画を支援する環境をつくっていること、全職員からフィードバックが奨励・評価されていることなど
組織的エンパワーメント (structural empowerment)	● **Force 2：組織の構造**(organizational structure) フラットな組織構造で、意思決定方法が分散されていること、ダイナミックで変化に即応できることなど
	● **Force 4：人事の方針とプログラム**(personnel policies and programs) 給与と福利厚生が他施設と同等以上であること、安全で健康的に就業できる人員配置がなされていることなど
	● **Force 10：地域とヘルスケア組織**(community and the healthcare organization) 患者アウトカムの向上や地域の健康を支援するために、地域におけるすべてのタイプの保健医療施設や他の地域機関との連携が構築されていることなど
	● **Force 12：看護のイメージ**(image of nursing) 看護師が提供するサービスは絶対的に必要であると他職種から認められていることなど
	● **Force 14：専門職としての発達**(professional development) 組織が職員個人の専門職としての成長と発達を尊重し、支援することなど
模範となる専門職の実践 (exemplary professional practice)	● **Force 5：専門職としてのケアモデル**(professional model of care) 患者さんへのケアの責任と権限が看護師にあること、看護師がケアのコーディネーションと同様に、自身の実践についても責任があることなど
	● **Force 8：コンサルテーションと資源**(consultation and resources) 看護師がエキスパート、特に上級実践看護師を活用するために、適切な資源や支援、機会を提供していること、看護の専門職団体や地域の同僚とのかかわり合いを促進することなど
	● **Force 9：自律性**(autonomy) 看護師が専門職としての規範に沿って自律した実践をすることなど
	● **Force 11：教育者としての看護師**(nurses as teachers) 看護師が組織と地域の教育活動にかかわっていることなど
	● **Force 13：学際的連携**(interdisciplinary relationships) 専門分野間における協働関係が価値あるものと認識されていることなど
新しい知見、イノベーション、改善活動 (new knowledge, innovations, and improvements)	● **Force 7：質改善**(quality improvement) 組織が、質測定のための構造とプロセスをもっていること、ケアの質とサービスを改善するためのプログラムがあることなど
実証的な質のアウトカム (empirical quality outcomes)	● **Force 6：ケアの質**(quality of care) ケアの質が組織と看護にとってシステマティックな推進力であること、リーダーを担う看護師が患者アウトカムに好影響を及ぼす環境整備に責任をもつことなど

上泉和子：マグネットホスピタルとは何か. 看護 2009；61(6)：43. より引用

護部の理念や方針を伝えているか？」「看護部の目標から病棟目標を具体的に導き示しているか？」「管理者だけで決定したことを指示・命令として伝えるばかりではないか？」「スタッフに決定できる裁量を与えているか？」「継続教育のシステムが整っているか？」「看護師が自律して患者ケアを計画して実施しているか？」などが、実際の行動として考えられると思います。

マグネットホスピタルは、それぞれの病棟や部署で磁石のようにナースを引きつける組織づくりがなされ、その集合体として形成されるものだと思います。各病棟や部署での取り組みが大切です。

引用文献
1. 上泉和子：マグネットホスピタルとは何か. 看護 2009；61（6）：43.

COLUMN

コミュニケーションを阻害する要因

コミュニケーションとは、送り手から受け手に意味のあるメッセージを送ることです。つまり、コミュニケーションの基本は"伝達"です。コミュニケーションには必ず「発信者」と「受信者」がいます。コミュニケーションはこの双方がいて初めて成り立つものです。発信者は自分の心の中に起こっていることや考えていること、体験したことなどを受診者に伝えようとします。発信者も受信者も自分のもっている自分なりの枠組みのもとに、その人なりの伝え方・受け取り方をするものです。そして、受け手がそのメッセージに応答して初めてコミュニケーションは成立します。一方通行の伝達は、コミュニケーションの半分でしかありません。言葉が相手に語られるとき、受け手は自分の聴きたいようにしか聞かないことが多いのも事実です。何かを意味するシンボルとしての言葉が相手に理解されるためには、文字としての言葉だけでは不十分であり、当事者同士に深い共感が成り立っていないと本当の意味で理解しあえないともいえます。言葉は言語としての正確さとともにかかわり合いのなかで十分に吟味される必要があります。

十分に機能しているチームとは、メンバー同士がお互いに自立しながらも他者を信頼し、他者を活かしていくという成熟した依存関係で成立するものです。そのようなチームでは、知識やスキルなどによって責任を分担し得るようになります。コミュニケーションが「伝達」から「通じ合い」となり、それが課題達成の働きとして具体化されると、チームメンバーは自分の責任を機能的に果たしていくことになります。

コミュニケーションには、発信者側の阻害要因と受信者側の阻害要因があります。人は常に発信者でもあり受信者でもあるため、双方の阻害要因を理解していく円滑なコミュニケーションを行っていく必要があるでしょう。

（編集部）

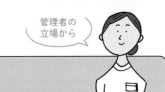

管理者の
立場から

03 看護の質が見える指標の条件とは?

看護部の活動の成果を示すためには、経営的視点からどのようなデータが有効ですか? 活動の成果から、看護の質が見えるようにするためには、どのような指標を用いたらよいでしょうか?

A. 看護部の活動の成果を示すには、あなたの部署で改善しなければならない問題についてデータを集めることです。有用な質の指標の条件は、業務の質を示す代表的なもの、数値化やデータ収集が容易なもの、そして評価しやすいものなどです。 （渡邊千登世）

(ここがポイント)

☑ まず、自分の部署で改善しなければならない問題を考え、データを収集する。
☑ 有用な質の指標の条件は、業務の質を示す代表的なもの、数値化やデータ収集が容易なもの、そして評価しやすいものなどである。
☑ 標準的なケアに基づいたケアの質を保証する活動に、ANA、AHRQの看護に関する指標などを役立てる。

指標とは

指標とは、「量的、質的又は、記述的な尺度で、定期的に測定、監視された場合、変化の方向が明らかになるもの」（ISO/TR 14061：1998）[1]です。看護の質に関する指標は、ケアに関する測定可能な値で、看護の質の改善の目的で用いられます。「質」とは、一般的に内容や中身という意味で使われますが、「医療や看護における質」という場合には、それに加えて「ニーズ・期待を満たす」というニュアンスが加わります。有用な質の指標の条件は、業務の質を示す代表的なもの、数値化やデータ収集が容易なもの、評価しやすいものなどです。

代表的な看護の質に関する指標

看護の質に関する指標として代表的なものには、米国看護師協会（American Nurses Association：ANA）が示した「ANAの看護の質に関する指標10」があります。これは、急性期ケアユニットにおける10の指標についてドナベディアン（Donabedian A）が示した医療の質の要素である「構造」「プロセス」「アウトカム」ごとに「構造指標」「プロセス指標」「アウトカム指標」に分類し提示したものです（表1）[2]。また、米国医療の質研究委員会（Agency for Healthcare Research and Quality：AHRQ）レポート（表2）のなかにも看護に関する指標が掲載されています[3]。これらを参考にして、自分の部署で改善しなくてはならないと考えられる項目に関してデータを集め、質の改善のための指標として用いるとよいでしょう。

表1 ANAの看護の質に関する指標10

構造指標	・急性期ケアユニットにおけるRN、LPNおよび無資格職員混合状態 ・患者1人あたりの看護提供時間
プロセス指標	・褥瘡発生率 ・看護師の職務満足度
アウトカム指標	・院内感染発生率 ・転倒発生率 ・看護に対する患者満足度 ・疼痛管理に対する患者満足度 ・患者教育に対する患者満足度 ・全体的なケアに対する患者満足度

Moore K, Lynn MR, McMillen BJ, et al：Implementation of the ANA report card. J Nurs Adm 1999；29（6）：48-54.

表2 AHRQレポートに掲載されている指標とその定義（Kane, et al：2007）

看護師労働力	●RN（登録看護師） ●LPN/LVN（ライセンスを与えられた実務的な／職業の看護師） ●UAP（看護補助者）：看護補助者、免許のない者 ●看護人員：RN、LPN/LVNとUAPを含む看護人員総数
看護師人員 確保基準	●患者看護師比率：看護師1人あたりの患者数 ●RN患者比率 ●LPN患者比率 ●UAP患者比率 ●患者1人1日あたりの看護時間 ●患者1人1日あたりのRN時間 ●患者1人1日あたりのLPN/LVN時間 ●患者1人1日あたりのUAP時間 ●患者の1日ごとのRN/LPN/UAP FTEs ●FTE（full-time equivalents）：常勤換算数 ●スキルミックス：各スキルの直接患者ケア関連時間の混合割合 ●ライセンスが与えられた看護職：RNとLPN/LVN
患者のアウトカム	●死亡率 ・死亡率：すべての原因による死亡（病院内、退院後30日まで） ・診断群分類（DRGs）における低死亡率の死：0.5％以下の死亡率のDRGsにおける病院内死
薬物有害反応 （副作用）	●薬物有害反応（副作用）：薬剤起因の病気あるいは病状
入院期間	●入院期間：平均在院日数
患者満足度	●看護に対する患者満足度：入院経験での看護に対する満足度 ●疼痛管理に対する患者満足度：疼痛管理に関していかに患者の意見を引き出し、対処したか ●患者教育に対する患者満足度：患者さんの状態と要求に応じた教育活動に対する満足度 ●ケア全体に対する患者満足度：入院中、ケア全体に関する患者さんの意見を引き出し、対処したか
看護の質の アウトカム	●転落、傷害 ●皮膚統合性障害／褥瘡：ステージⅠ～Ⅳ ●院内感染率：病院、その他の医療施設における感染の発生 ●救命の失敗：意図しない事象による患者死亡数 ●尿路感染率：膀胱あるいは尿路（尿道）の細菌感染 ●外科的出血：手術後の出血 ●上部消化管出血：胃腸の出血 ●術後血栓症：外科患者の深部静脈血栓症あるいは肺塞栓症

看護の質の アウトカム	● 無気肺と肺の障害：医原性の無気肺と急性呼吸不全 ● 抜管のアクシデント ● 院内発症の肺炎：入院中の肺炎感染 ● 術後感染：手術創感染 ● 心停止／ショック：循環の徴候の欠如によって確認されるような心臓の機械的な活動の中止 ● 身体拘束 ● 尿カテーテル関連感染：カテーテル挿入と結びつけられる尿路の医原性の感染症
看護のアウトカム	● スタッフ欠員率 ● 看護師の職務満足度：給料、報酬、管理スタイル、専門職としての地位、同僚との相互関係に対する意見 ● 転職率 ● 保持率 ● バーンアウト率
患者特性	● 年齢 ● 主な診断名 ● 共存症 ● 重篤度 ● 治療ステージ ● 機能的能力：日常生活のための身体的、心理的、社会的、精神的な最大能力
看護師特性	● 人口統計：年齢と性 ● 教育水準：準学士、学士、修士、博士の学位をもっている看護師数 ● 経験年数 ● 無資格者 ● 米国外で教育を受けた看護師 ● 契約／臨時／派遣看護師
組織特性	● 看護単位のタイプ ● シフトの持続時間 ● 労働組合
施設要素	● 教育ステータス：医科大学との提携 ● 規模：ベッド数 ● 量：年間の施療数 ● 技術指数：直接ケアとサービスに利用可能な技術の数、電子化された指示、看護、記録の有効性と浸透

RN：registered nurse、LPN/LVN：licensed practical/vocational nurse、UAP：unlicensed assistive nurse

鄭佳紅：看護の質を示すさまざまな指標. 看護研究 2010；43（5）：333-334. より抜粋して作成

指標の活用

　例えば患者さんの転倒発生率を低下させたい場合、転倒予防のケアについて基準や標準的なケアを策定し、スタッフを教育してケア方法を浸透させます。そして標準的なケアを導入した前後で転倒の発生率を比較し、成果を評価します。定期的にデータを評価しながら標準的なケア内容の点検を行い、改訂したり、教育の再実施などの対策を立てたりします。

　このように、実施したケアの効果について、常時モニタリング指標を用いて質を保証する活動に役立てましょう。

引用文献
1. 飯田修平, 飯塚悦功, 棟近雅彦 監修：医療の質用語事典. 日本規格協会, 東京, 2005.
2. Moore K, Lynn MR, McMillen BJ, et al：Implementation of the ANA report card. J Nurs Adm 1999；29（6）：48-54.
3. 鄭佳紅：看護の質を示すさまざまな指標. 看護研究 2010；43（5）：329-336.

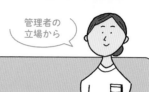

管理者の
立場から

04 師長が時間を有効に使うためには？

管理者としてやらなければならないことが多くあります。師長として、時間を有効に
活用するための方策を教えてください。

A1 業務に入る前にタイムスケジュールを立てましょう。スケジュールは、予期できない
出来事に備えて余裕をもって計画しましょう。

（渡邊千登世）

ここがポイント

☑ タイムマネジメントは、自分の行動の管理である。
☑ 適切に権限を委譲し、師長として重要な仕事に時間を割りあてる。
☑ 予期できない出来事に備え、余裕をもった計画を立てる。

タイムマネジメントとは

　時間を有効に活用するためのタイムマネジメントは、時間そのものの管理ではありません。管理するのは、自分の時間の使い方であり、自分の行動を管理し、自分自身をコントロールすることです。組織の改善に取り組む準備として、自分のワークスタイルを見つめ直し、改善していくことが看護管理者には求められています。

　スミス（Smith HW）は、「時間を計る基本的な単位は出来事である」とし、人生にはコントロールできる出来事とコントロールできない出来事があり、コントロールできる出来事をコントロールすることが時間管理であると述べています[1]。コントロールできる出来事には起床時間、食事、健康管理などがあり、コントロールできない出来事には日の出、死、株式市場などがあるとされています。これらから考えると、出来事と自分の行動を管理することが、タイムマネジメントのキーポイントになりそうです。

　「時間を管理するには、まず自らの時間をどのように使っているかを知らなければならない」[2]とドラッカーが述べているように、ムダな時間を過ごしていないか、ムダな出来事はないかという観点から、1日を俯瞰することが大切です。そして、自分の時間を奪うような出来事や要求を徹底的に排除することです。私たちの身のまわりには「時間泥棒」（表1）があり、これらを徹底的に退治する必要があるのです。

表1 **時間を奪う出来事－「時間泥棒」**

他からの影響を 受けるもの	自分自身から 発生するもの
● 中断	● 委任不足
● 返事待ち	● やる気のなさ
● 不明確な役割分担	● 整理整頓の欠如
● 不必要な会議	● 物忘れ
● 過度の仕事量	● 優柔不断
● 優先順位の入れ替え	● 無駄話
● 機器の故障	● 疲労
● 計画性のない上司	● 自制心の欠如
● 形式主義	● 未完成の仕事の放置
● 職場モラルの低さ	● 整理されていない書類
● 人の訓練不足	● 後回し
● 同僚からの要求	● 社外活動
● 権限不足	● 散らかった仕事場
● 他人のミス	● 不明確な目標
● 事故	● 完璧主義
	● ずさんな計画
	● 仕事の引き受けすぎ

ハイラム・W. スミス 著, 黄木信, ジェームス・スキナー 訳：TQ 心の安らぎを発見する時間管理の探究. キングベアー出版, 東京, 1999：70. より抜粋して作成

権限委譲による時間の確保

師長はたくさんの仕事を抱えています。日々の管理業務や面接・相談業務、短期プロジェクト、患者・家族からの依頼、チーム医療の調整など多岐にわたっています。これらのたくさんの仕事を一人で抱え込み、勤務時間内にすべてをこなそうとすることは困難です。師長が身につけなくてはならないのは、適切に権限を委譲して部下に仕事を委任する能力です。そうすることで、師長にしかできない重要な仕事をする時間を確保することができ、「委任不足」による時間泥棒に対処できます（p.23 コラム「エンパワーメント」参照）。

余裕をもった計画を立てる

毎日の業務では、「"計画する時間"をつくることこそ最大の投資効果」と言われるように、1日の行動を価値あるものとするためには、業務に入る前にタイムスケジュールを立てる必要があります。綿密なスケジュールは、予期できない出来事が加わると修正できなくなることもあるため、少し余裕をもった計画を立てることをお勧めします。

引用文献
1. ハイラム・W. スミス：TQ 心の安らぎを発見する時間管理の探究. 黄木信, ジェームス・スキナー訳. キングベアー出版, 東京；1999：49-57, 68-96.
2. P.F.ドラッカー 著, 上田惇生 訳：ドラッカー名著集1 経営者の条件. ダイヤモンド社, 東京, 2006：57.

COLUMN

自分が使える時間をマネジメントすること

ドラッカーは、「人というものは時間の消費者であり、多くは時間の浪費者である」[1]と述べています。そして、人のために時間を数分使うことはまったく非生産的であるとまで言っています。確かに、上司が何かをスタッフに伝えようとすれば数分では足りないことが多いでしょう。スタッフに理解してもらうためには、最低1時間はかかります。勤務時間中にそのような時間をとることは不可能に近いかも知れません。

渡邊先生も書かれているように、時間をマネジメントするためには、ふだん自分がどのように時間を使っているかを知ることから始める必要があります。管理者が成果を上げるための第一歩は、部下だけでなく、自分の実際の時間の使い方を記録することです。

自分の時間を有効に使うためには、「自分がしなくてもいいこと」は他の人に任せることが必要です。有効な権限委譲ができれば、自分の時間をよりいっそう有効に使えるようになります。権限委譲は、自らが行うべき仕事を他人に任せることではありません。自らが行うべき仕事に集中するために、他の人にできることを任せるのが正しい権限委譲です。管理者は自分が本当に行うべき仕事なのかどうか振り返り、委譲できるものは委譲して、自らの時間をマネジメントしなければなりません。　（編集部）

文献
1. P.F.ドラッカー著, 上田淳夫訳：経営者の条件. ダイヤモンド社, 東京, 2006.

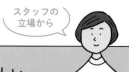
スタッフの
立場から

05 自分だけ定時あがりのベテランナースを何とかしてほしい…。

同僚のベテランナースは、自分の受け持ち患者さんのことだけはきっちりしていますが、コール対応などは他のスタッフにお任せです。みんなが助け合って業務を分担しているときもわれ関せずで、一人だけ定時あがりです。ずるくないですか？　師長に指導してほしいです。

A1 逆転の発想でベテランナースを見習って、みんなができるだけ定時に近い時間に帰れる方策は立てられないでしょうか。

(任　和子)

このような仕事スタイルの人と一緒に働いた経験は、誰しも一度はあるでしょうね。けっしてよいメンバーシップを発揮しているとはいえませんが、「自分の受け持ち患者さんのことだけは"きっちり"で、最低限の責任は果たしているといえそうです。

また近年、ワークライフバランスという考え方が広がりつつあり、過労を防ぎ、子育てや介護、自己啓発、リフレッシュなどをする時間をとれるよう、残業をなくすために、より効率的な働き方をすることが求められてきています。

このような視点でみると、「協調性」に関しては評価が低いこのようなタイプのナースも、「効率性」についていえば、残業時間がチームで最も少ないことから、評価が高いといえます。

看護現場では、その日の仕事量が患者さんの状態によって変化するため業務量が不確定で、業務の範囲も多岐にわたります。そのため、どうしても残業が多くなり、残業時間短縮の試みもなかなか成功しないのが実状です。したがって、逆にこのベテランナースの力を利用して、みんなができるだけ定時に近い時間に帰れる方策は立てられないものでしょうか。

マトリックスで考えてみよう

看護業務において、"重要度"と"緊急度"を縦軸と横軸においたマトリックスで考えてみましょう（図1）。優先順位はA→B→C→Dです。

また、時間管理をするうえでは、重要な仕事を計画的に行えるように段取りをつけて、「B領域」に仕事をもってこられるように工夫することが重要です。そうでないと、緊急事態に振り回されて時間管理ができなくなるからです。なお、「C領域」は、積極的に手を出さないほうが自分の時間管理上はよいのですが、そうするとチームメンバーからは嫌われるでしょう。自分にとっては重要でなくても、チームメンバーのある人にとっては「重要＆緊急」の「A領域」に入ることが多いからです。

このベテランナースは、まさしく時間管理の優先順位を理論どおりに実行している人といえそうです。そこでぜひ、この問題を、ベテランナースへの批判だけではなく「残業時間短縮」の

図1 「重要度」と「緊張度」のマトリックスによる領域

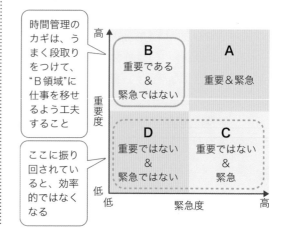

時間管理のカギは、うまく段取りをつけて、"B領域"に仕事を移せるよう工夫すること

	高	
	B 重要である＆緊急ではない	**A** 重要＆緊急
重要度	**D** 重要ではない＆緊急ではない	**C** 重要ではない＆緊急
	低　　緊急度　　高	

ここに振り回されていると、効率的ではなくなる

観点からチームで検討してみてください。

　例えば、自分にとって「A：重要＆緊急」な仕事や「B：重要である＆緊急ではない」ことを優先できて、効率よく業務管理できるこのベテランナースには、少し多めの業務を当初から割り振ってはいかがでしょうか。不公平感があるかもしれませんが、能力に応じて業務量を調整し、就業時間内にスタッフが業務を終えるように計画することは当たり前の管理です。一方、残業がなかなか減らないチームは、助け合おうとす

るあまり「C：重要ではない＆緊急」もしくは「D：重要ではない＆緊急ではない」仕事に振り回されている現状もあります。

　一人だけ先に帰られるから、腹も立ちます。「みんなの残業が減るようにする」方向に考え方を変えると、少しは気持ちも楽になり、よい結果が産み出せるかもしれません。

引用文献
1. スティーブン・R. コヴィー：7つの習慣－成功には原則があった！. キングベアー出版, 東京, 1996.

> ## A2　師長は意外と気づいていないかもしれません。"どんな病棟にしたいか"を確認しよう。
>
> （久保田聰美）

こういうナースは、どこにでもいますね。チームで看護していることをどんなふうに思っているのか、聞いてみたいくらいです。

　でも、相談の内容にもちょっとわからないことがあります。この相談者は、自分一人だけさっさと定時あがりしてしまう行動を「問題」だと思っているのでしょうか？　それとも、師長がその状況を見てちゃんと指導しないことに怒りを感じているのでしょうか？　それによって対処方法も変わりますよね。少しシミュレーションしてみましょう。

　そのベテランナースの行動を早速変えるには、あなた一人の対応では難しいかもしれません。一歩間違うと、あなた自身が攻撃の対象になりかねません。だから師長に注意してほしいと思っているのでしょうか？　まず、「ちゃんと指導してほしい」と師長に言いましたか？　そんなこと、「師長だから気づいて、指導するのが当然」だと思っていますか？　でも、そういう人は上司が見ているところではうまく立ち

回るので、師長は意外と気づいていないかもしれません。それとも、そんなことを師長に言うなんて、「だれが言いつけたの？」と言われそうで怖いですか？　そうなると、前には進めませんね。

仲間と一緒に行動してみては？

　そのベテランナースが実際にそういう行動をとっているのでしたら、スタッフの中にもあなたと同じ思いを抱いている人は多いはずです。そんな仲間と一緒に行動してみてはいかがでしょうか？

　師長の立場からすれば、そういったスタッフの声は大切だと思います。困ったナースへの対応を通じて、師長がどのような「病棟づくり」をしたいと思っているのか聴くチャンスかもしれません。ピンチはチャンス！　他人の行動を批判する前に、まずはあなた自身から行動してみたらいかがでしょう。

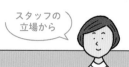

スタッフの立場から

06 新しいことがなかなか定着しなくて落ち込んでしまう…。

セミナーや勉強会に参加して学んできたことが、職場で実践しにくく落ち込んでしまっています。特に、長く在職している人たちからの協力が得られにくく、取り組みを始めても新しい方法が継続できず、元の古い方法に戻ってしまいます。勉強もせず、何も気にしていない人たちには、どう対応すればいいでしょうか。

A1 変革への起爆剤として、「変化サイクル」の理論を活用してみてはいかがでしょうか。

(任 和子)

せっかく最先端の技術を学んできても、チームで取り組まなければ成果は出ませんね。相談者は職場の看護レベルを上げる核となる中堅看護師でしょうから、「新しいことが定着しない」という悩みはきわめてまっとうだと思います。

病棟を動かす「2つのパワー」に着目しよう

さて、相談者がトライされたアプローチを振り返ってみてください。それは、**図1**のような「知識」→「態度」→「個人行動」→「集団行動」のサイクルだったでしょうか。あるいは、逆向きの、「集団行動」→「個人行動」……のサイクルだったでしょうか。

ハーシィら[1]によれば、**図1**中の①はパーソナルパワー（人格力、情報力、専門力）をもったリーダーが指揮したときに効果的に機能します。例えば、パーソナルパワーをもった看護師が「離床センサーをつけることも身体拘束の一

図1 参画的変化サイクルと規則的変化サイクル

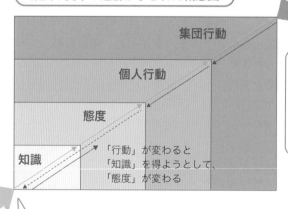

集団の変革の道筋が示された概念図

集団行動

個人行動

態度

知識

「行動」が変わると「知識」を得ようとして、「態度」が変わる

❷規制的変化サイクル
ポジションパワー（規制力、コネクション力、報償力、公権力）をもったリーダーが指揮するとき、効果的な進め方（トップダウン）

❶参画的変化サイクル
パーソナルパワー（人格力、情報力、専門力）をもったリーダーが指揮するとき、効果的な進め方

P.ハーシィ，K.H.ブランチャード，D.E.ジョンソン著，山本成二，山本あづさ訳：行動科学の展開［新版］入門から応用へ一人的資源の活用ー，生産性出版，東京，2000：391．より改変して転載

つだ」と職場で学習会を開催することで、離床センサーをできるだけつけないようにみんなで声かけをするようにしていると、個人の行動が変わり、病棟の文化となり、声かけが必要なくなった、というような状況が考えられます。

　一方、②のサイクルで変革するには、看護師長や副師長など、ポジションパワーをもった人からの働きかけ（ある意味「トップダウン」）が有用といわれています。例えば、病院機能評価受審などの過程で、組織として短期間に改革が必要なとき、タスクフォースから「作成した手順どおりにダブルチェックせよ」などという指令が飛ぶとやるしかなく、ともかくみんなで実施しているうちに習慣化します。そのうち「ダブルチェックによりインシデントは減るのかな」「他施設はどんなダブルチェックをしているの

かな」などの興味が湧いてきて、研究会に行ったり勉強会を開いたりするようになった、という状況が考えられます（⇒p.20 Part 1「変革・改善」の考え方）。

　ベテランナースは、新しいことを取り入れなくても日々の仕事に満足している場合があります。職場を見渡してみましょう。「パーソナルパワーをもった人」もしくは「ポジションパワーをもった人」がいるでしょう。その人たちを活用し、「変革」を起こすことを意図して2つの方向のアプローチを試してみてはいかがでしょうか。「押してもダメなら引いてみよう」の精神です。成功を祈っています。

1. P. ハーシィ，K.H.ブランチャード，D.E.ジョンソン著，山本成二，山本あづさ訳：入門から応用へ　行動科学の展開［新版］－人的資源の活用－．生産性出版，東京，2000：391．

A2　習慣を変えるのは想像以上にストレスがかかります。新しい試みに取り組むための目的と根拠を再確認して、患者さんと看護師の両方の視点から議論をしてみましょう。

（久保田聰美）

　相談者は、とても頑張っていますね。「セミナーや勉強会で学んだ新しいことを活かしたい」「少しでも患者さんによいケアを提供したい」という思いが伝わってきます。その思いを活かすにはどうしたらよいのでしょうか。

目的・根拠をもう一度チェックしてみよう

　まず、「新しい取り組みを何のためにするのか」を確認することが大切です。長い間培われた業務の手順や方法を変えていくには、それなりの根拠が必要です。セミナーで学んできた相談者にとっては「今さら」という内容なのかもしれません。ただ、セミナーに参加していない人たちにはていねいに説明しないと、伝わりにくいこともあるのではないでしょうか。特に、長

く在職している人にとって、新しいやり方に変えていくことは、こちら側が予測する以上にストレスフルな側面があります。誰でも、習慣になっていることを変えるのは難しいものです。本当に患者さんにとってよいことなのか、疑心暗鬼になっているのかもしれません。

　次に、新しい方法を導入する前にどこまで議論していましたか？　ちょっとしたことであっても、新しい方法の「メリット」「デメリット」を整理することは大切です。それも、患者さん、そして看護師側の視点の両面から議論していくことを忘れないでください。あなたが予測しなかった問題が潜んでいる可能性も考えられます。

　患者さんにとってよりよいケアを提供したいという思いは同じはずです。そこを大事にしながら定着の方法を探していくと、意外と簡単に答えはみつかるかもしれませんよ。

SWOT分析

　SWOT分析とは、組織や個人の目標達成のために活用される分析方法です。SWOTは、「Strength（強み）」「Weakness（弱み）」「Opportunity（機会）」「Threat（脅威）」の頭文字をとったものです（表1）。企業では、プロジェクトチーム内で戦略を練る際にチーム内での意思決定のツールとしてよく使います。

　医療の現場でも、経営戦略を練る場面などで利用されることも多いようです。しかし、ここで注意しなければならないのが、表2のようなマトリックスにあてはめておしまいではないということです。

　チーム内で最初にスタッフに確認しておくべきことは、「何のためにSWOT分析するのか」を理解しているかどうかです。「病院で決まったことだから」「師長がやれと言うから」と答える人がいるという話をときどき耳にします。自分たちがめざしているチームの目標をきちんと理解し、その目標達成のためにSWOTを活用するという立ち位置を明確にしていれば、その後の分析も生きてきます。

　分析では、まず目標達成に影響を与える自分たちの強みと弱み（内部要因）、機会と脅威（外部要因）を洗い出します（表2）。このとき、内部環境と外部環境の境界を定義しておくことも大切です。洗い出された強みを生かすには？　弱みを克服するには？　機会を活用する方法は？　脅威に対応していくには？　と、具体的な戦略を練っていく過程が一番重要です。その過程を通じて目標達成に向けてのチームメンバーの士気も高まります。

　そして、達成が厳しいと判断されたときには、再度戦略を練り直します。その過程を繰り返しながら、組織は成長していくものともいえます。

（久保田聰美）

表1　SWOT分析

環境	SWOT分析		
内部環境	S	Strength	強み
	W	Weakness	弱み
外部環境	O	Opportunity	機会
	T	Threat	脅威

表2　外部要因と内部要因によるマトリックス

		外部要因	
		機会（Opportunity）	脅威（Threat）
内部要因	強み（Strength）	いかに強みを生かし、機会を導き、活用するか	自分たちにとっての脅威をみつけ、強みをいかに生かして対応するか
	弱み（Weakness）	いかに弱みを克服し、機会を導き、活用するか	自分たちにとっての脅威をみつけ、弱みをいかに克服するか

CHAPTER 07

ORGANIZATIONAL CLIMATE & CULTURE

組織風土・組織文化を
めぐるQ＆A

管理者の立場から

01 新人スタッフが力を発揮できる環境をつくるには？

ベテランスタッフと新人との"縦のつながり"が薄く、コミュニケーションが悪いように感じています。このままでは、新人スタッフが力を発揮しづらい環境になってしまいます。よい解決策はありますか？

A. 今の職場風土を足し算で評価したうえで、ベテランスタッフにリーダーの役割を委譲しましょう。

(久保田聰美)

(ここがポイント)

☑ まず、今の職場風土を足し算の視点で評価する。
☑ ベテランスタッフのための職場環境改善を新人スタッフが力を発揮しやすい環境と同じ視点でつなげて考え、個別の配慮で補う。
☑ ベテランスタッフにリーダーの役割を権限委譲するしくみづくりが鍵。

足し算の視点のススメ

相談の内容から推測すると、「新人スタッフが力を発揮しづらい環境」になってしまう要因は、「ベテランスタッフと新人スタッフの縦のつながりの薄さ」だけではないように思われます。それでは、あなたが思う「新人スタッフが力を発揮しやすい環境」とはどのようなものでしょうか？

現在のスタッフ間のコミュニケーションの悪さに目を向ける（引き算の視点）よりも、現在の環境のなかで評価できるよい点（足し算の視点）はどこか、「新人スタッフがさらに力を発揮しやすい環境」にするためにはどのような対策が必要であるか、を考えてみてください（図1）。きっと、いくつかのよい点があるはずです。人は、自分がいる環境を批判されると反発したくなるものです。師長のあなたが今の環境を批判すれば、その環境にずっといるベテランスタッフは否定された気持ちになってしまいます。そのため、十分配慮が必要です。

"縦のつながりの薄さ"は"横のつながりの強さ"ともいえます。そして、一見コミュニケーションが悪くみえる縦の関係は、もしかすると緊張感をもった専門意識の高い関係なのかもしれません。こうして現在の病棟の職場風土を肯定的に評価することが、そこで働くベテランスタッフを承認することにもつながるのです。

リーダーの役割の委譲

次に、新人スタッフへの対応についても考えます。最近は、PNS（パートナーシップ・ナーシング・システム）を導入する病院も増えてきて、新人スタッフにとっては働きやすい環境が整いつつあります。一方で、中堅やベテランスタッフへの配慮も重要です。そこがないまま新人優先のシステムにしてしまうと、「新人ばかりを大切にして」という中堅・ベテランスタッフの否定的感情につながりかねません。

まずは師長が、自分たちが今まで培ってきた、新人スタッフには少し厳しいかもしれない職場風土を受容します。そうすると、新人スタッフ

も自分の病棟を肯定的にとらえることができます。そして、メンタル面で弱い傾向のあるスタッフや、そういう厳しい状況でもなんとか応えようとがんばりすぎるスタッフには、個別の配慮をすることが重要です。

そのときに大切なのが、師長や主任がリーダーの役割をベテランスタッフにうまく委譲していくしくみをつくることです。新人教育をプリセプターに任せっきりにしないように配慮するためにも、新人とプリセプターの関係をフォローする役割を明確にして、その役割をベテランスタッフに与えます（図2、p.23 コラム「エンパワーメント」参照）。

病棟全体が向かうべき方向性（大切にしたい職場風土）を明確にし、師長・主任、プリセプター、リーダーが一丸となって、新人スタッフが力を発揮しやすい環境をつくるという「共通の目標」をめざしていくこと（職場文化の醸成）が何より大切です。新人スタッフが働きやすい環境は、ベテランスタッフも働きやすい環境のはずです。そのような思いで、同じ方向へ、ぶれない視点で対策を立ててみてください。

図1　現在の病棟環境の評価

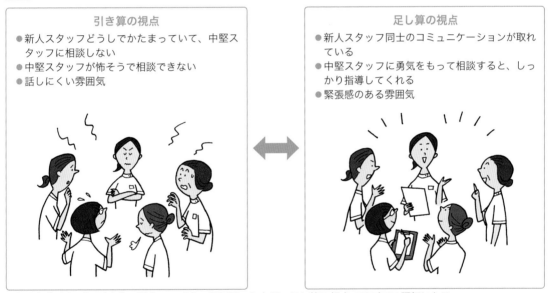

引き算の視点	足し算の視点
● 新人スタッフどうしでかたまっていて、中堅スタッフに相談しない ● 中堅スタッフが怖そうで相談できない ● 話しにくい雰囲気	● 新人スタッフ同士のコミュニケーションが取れている ● 中堅スタッフに勇気をもって相談すると、しっかり指導してくれる ● 緊張感のある雰囲気

発想を転換すれば、引き算の視点でマイナス評価だった点が、足し算の視点ではプラス評価になる。

図2　権限委譲の概念図

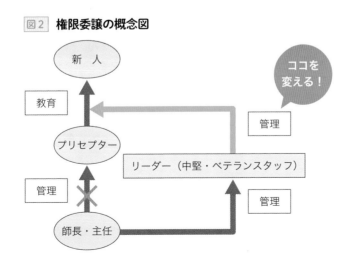

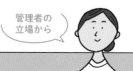

管理者の
立場から

02 病棟のギクシャクした雰囲気を改善するには？

周囲のスタッフの仕事に対しては批判的な意見を言うのですが、自分の行動が伴っていない中堅スタッフがいます。そのせいでギクシャクしている病棟の雰囲気を、どう変えていけばよいでしょうか？

> A. 中堅スタッフの意見そのものの妥当性を判断し、冷静に耳を傾けてみましょう。
>
> (久保田聰美)

ここがポイント

- ☑ まず、意見そのものの妥当性を判断する。
- ☑ 中堅スタッフの批判的意見にも冷静に耳を傾ける。
- ☑ 自己評価と他者評価のズレに注目し、整理してフィードバックする。

批判的意見の受容

まずこの中堅スタッフ（仮にAさんとします）の意見（他者への批判）は、あなたからみて妥当な内容と判断されますか？　Aさんの日ごろの行動とは分けて考えてみてください。

こうした場合のスタッフの主張は、正しく、鋭い（ある意味、意地悪な）場合が多いように思われます。「だって、Aさんは自分のことを棚に上げて！」と言いたい気持ちはわかります。そういうスタッフの思いを受容することは、師長・主任であるあなたの役割です。そして一方で、Aさんの批判的意見を受容することもあなたの役割です。貴重なAさんの意見を生かし、病棟全体がよい方向に向かうために、Aさんをいかに巻き込んでいくかが解決への一手です。

病棟の雰囲気（組織風土）を変えていくために必要な要素としては、①自分の言動の目的を明確にする、②相手を尊重する態度をとる、③積極的にコミュニケーションを図る、④自分の価値観を押しつけない、⑤スタッフ一人ひとりにフェアに対応する、などが挙げられます。

自己評価と他者評価のズレに注目

Aさんの意見を受容したうえで、Aさんに「あなたに批判的な意見を言われたスタッフは、どのようにその意見をとらえていると思う？」と聞いてみましょう。そして、Aさん自身に周囲の反応や、Aさん自身の日ごろの行動がその意見に伴っていないという矛盾に気づいているのかを確認します。こうした手順で解決の方法を探ります。

自己評価と他者評価がまったく一致することはありません。そのズレをどのようにとらえて、そこをマネジメントしていくかが重要です。図1 の会話例をあわせて参考にしてください。

◀1. 周囲の反応や自分の矛盾に まったく気づいていない場合

Aさんが一生懸命なナースであるほど、周囲の反応や自分の矛盾に気づいていない可能性は高いです。あなたが目撃したAさんの問題だと思う行動を具体的に挙げ、そうした自分の行動

図1　Aさんとの会話例

師　長：Aさん、いつもあなたはカンファレンスでも積極的に意見を言ってくれるわね。患者さんによいケアを提供しようという思いや高い目標をスタッフにもってもらいたいという思いが伝わってくるようで、師長としてとても助かっているわ。
Aさん：いえ、べつに普通のことですよ……。
師　長：ただね、昨日のカンファレンスでBさんに注意していたときのことなんだけどね。
Aさん：ああ、「もっと早く来て情報収集ぐらいしておきなさい」って言ったことですか？
師　長：そう、そのときのこと。あなたにそんなふうに言われて、Bさんはどんなふうに思ったでしょうね？
Aさん：だって、全然患者さんのことを把握しないで適当なことを言うから……。師長に何か言ったんですか？まだ2年目のくせに生意気ですよ、だいたいBさんは……。
師　長：Bさんは何も言わないけど、私から見たらあなたもいつもぎりぎりに出勤してきて、患者さんの状態を把握しているのか、疑問に思うことはあるのよ。
Aさん：私は短時間で情報収集できますし、2年目と一緒にしないでください。
師　長：確かに情報収集にかかる時間は、Bさんと比べたらあなたは短いかもしれない。でも、いつもぎりぎりに出勤するあなたに「もっと早く来て」って言われたら、Bさんはどんな気持ちでしょうね？
Aさん：……。
師　長：自分のことはおいておいて周りの人を厳しく注意する場面をときどき見る気がするけど……。どう思う？

気づいていない場合

Aさん：そうですかぁ？
師　長：そんなふうには思っていなかった？
Aさん：はい、思っていませんでした。
師　長：そう。人ってね、他人のことはよく見えるけど、自分のことってなかなか気づかないものでね、今回のこともBさんや患者さんのことを思って言ったとしても、あれでは相手に伝わらないなぁと思ってね。
Aさん：そうですね、気をつけます。
師　長：私にもそんなことがあるかもしれないから、そのときは注意してね。
Aさん：わかりました、注意しましょう、厳しいですよ（笑）。
師　長：お手やわらかにね（笑）。

気づいている場合

Aさん：自分のことを棚に上げて、と言われてることぐらいわかってますが、誰も注意しないから……。
師　長：誰も注意しないから。
Aさん：そうですよ。師長がみんなを甘やかすから。
師　長：そうかぁ。私が注意しないから、あえて悪者になって言ってくれてたんだ。
Aさん：そんな大げさなものじゃないですけど。
師　長：ただ、あれではBさんも周りのスタッフも素直に受け取れないことはわかるでしょう？
Aさん：はい、それはわかります。
師　長：せっかくよい気づきがあるんだから、もっと効果的に伝える方法はないかな？
Aさん：自分のことを棚に上げないで。
師　長：そうね。まずそこからかな。私もスタッフを注意するようにするから。
Aさん：お願いします。

についてAさん自身はどう思うのか、そうした行動をとる人に批判的な意見を言われた人は、どんな気持ちでその意見を聞くと思うのかを聞いてみましょう。

　このときに注意することは、まずAさんが日ごろどれだけ病棟のことを思って、がんばって仕事をしてくれているかを十分理解していることを伝え、Aさんの行動を責めないことです。中途半端なお世辞や概念的な話ではなく、具体的なAさんの行動を挙げて肯定的な評価を伝えることが大切です。そこから、ちょっと困った

行動の話題に移していけば、Aさんも素直に聞く耳をもつはずです。

◀ 2. すべて気づいたうえで発言している場合

　この場合はちょっと手ごわいですね。実は、こうした人は過去にも上司に注意を受けて「そんなことはわかっています！」と答えている例が少なくありません。しかし、本当に自分の言動を正しく理解していたら、そうした行動をとるはずはありません。わかっている「つもり」で

も、実はその理解に少しズレがあることが多いはずです。そのズレを、先に示した手順で整理していく過程でつかみ、話し合うことで解決の糸口はみつかるでしょう。

COLUMN

ロジカルシンキングの勧め

1. ロジカルシンキングとは

ロジカルシンキング(論理的思考)は、問題を解決するうえで役立つ考え方です。論理展開の代表的なパターンには、演繹法と帰納法があります(表)。

表 演繹法と帰納法

演繹法	●三段論法が代表的。普遍的命題を前提として特殊な命題の結論を導き出す方法。結論は絶対に真となる ・例:魅力ある病院では離職が少ない(大前提)→A病院は離職が少ない(現状、事実)→A病院は魅力ある病院である(現象の説明:結論)
帰納法	●特殊な命題から一般的な命題・法則を推測して導き出す方法。結論は真とは限らない ・例:A病院は魅力的で離職が少ない・B病院は魅力がなくて離職が多い・C病院は魅力的で離職が少ない→離職が少ない病院は魅力的な病院である→魅力のある病院では離職が少ない(結論)

2. 漏れや重複の確認

ロジカルシンキングで重要なのは、漏れや重複がないように問題を整理して全体像をとらえることです。これをMECEといいます。MECEは「Mutually:相互に」「Exclusive:排他的(重なりなく)」「Collectively:集合的に」「Exhaustive:網羅する(包括的で漏れがない)」の頭文字をとった言葉です。

3. ロジックツリーを描いてみる

MECEは、上位概念から下位概念へとツリー状に論理を展開する思考法であるロジックツリーで用いられます。ロジックツリーは、問題の理由・要素を追求する軸と、MECEを示す軸で構成されます。図のように、細かく枝分かれさせながら問題を分析していくことで解決策を導きます。ロジックツリーを用いることで問題の原因を発見することができ、選択の幅も広がります。

図 ロジックツリーの例

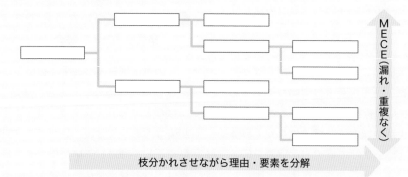

MECE(漏れ・重複なく)

枝分かれさせながら理由・要素を分解

▶ **組織風土・組織文化** Organizational Climate & Culture

03 噂好きの中堅に振り回されない組織にするには？

噂好きの中堅スタッフがささいな問題を大きくして伝達し、周囲のスタッフに悪影響を及ぼしています。管理者のいないときに噂話をすることが多く、その場で注意することができません。よい解決策はありますか？

A. 単なる噂に振り回されないようにスタッフを育成しましょう。

(久保田聡美)

(**ここがポイント**)

☑ 噂話の種をまかないためにも師長自身の言葉で伝える。
☑ 周囲の対処方法の基本ルールをつくる。
☑ 周囲のスタッフにできるだけ具体的な対処方法を身につける支援をする。

大切な情報を師長自身の言葉で伝える

まずは噂の内容をきちんと師長が精査し、放っておいてよい問題か、緊急に対応しないといけない問題かを区別します。後者の場合には、噂好きの中堅スタッフに直接注意することも必要です。

ただ、それだけでは効果的な介入にはなりません。同時に、今後、噂の種をつくらないように、大切な問題は正確に伝わるよう、情報の下ろし方を工夫する必要があります。情報を文書化したり、師長自身が繰り返し伝達したりと、師長自身の言葉できちんと伝えることが大切です。そうした姿勢を師長自らが示すことが、噂話の種をまかない環境づくりの第一歩といえます。

スタッフが基本ルールをつくる場をマネジメントする

しかし、こういう噂好きの困ったスタッフは

なかなか手ごわいものです。「人の口には戸を立てられない」というように、思いもよらない問題を大げさに拡散してしまいます。防御策として、管理者がいないときに噂を聞いたスタッフが、その噂に振り回されないように指導することが大切です。噂の内容とあなたが伝えた内容が違うニュアンスだった場合には、『師長はそんなふうには言ってなかった』と言って、「その場でその話題はそれ以上しない」といった基本ルールをつくりましょう。

そこで注意しないといけないのが、ルールをつくる過程です。師長や主任が決めて「こうしなさい」と言うと、また噂の種をつくってしまうことも考えられます。詰所会やカンファレンスの場面で具体的な事例を挙げて、対応方法を議論するのもよいでしょう（ミーティングの進め方は、p.57 Part 2「コミュニケーション」Q 4参照）。スタッフたちが基本ルールをつくる場をマネジメントするのが師長の役割です（ 図1 ）。そこで出てくるそれぞれのスタッフの思いを冷静に受け止め、噂に振り回されないためにどんなルールが必要かをスタッフが考えるように促すことが大切です。

PART 02-7　看護管理Q＆A「こんなときどうする？」∷組織風土・組織文化

管理者の立場から

組織風土・組織文化をめぐるQ＆A　145

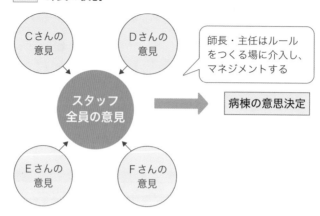

図1 師長の役割

Cさんの意見
Dさんの意見

スタッフ全員の意見

師長・主任はルールをつくる場に介入し、マネジメントする

→ 病棟の意思決定

Eさんの意見
Fさんの意見

具体的な対処方法を身につける

基本ルールをつくっても、現実的にはなかなか対応が難しいこともあります。話に同調しないといじめにあうという深刻な問題に発展する場合もあるようです。特に夜勤などでは逃げ場がないため、そうしたルールがかえって若いスタッフを追い込んでしまわないような配慮も重要です。こうした声をきちんと把握するためにも、師長は上記のようにルールづくりの過程でスタッフの意見に耳を傾けることが大切です。

ルールがあっても受け答えに困る場面を具体的に想定して、ロールプレイや返す言葉の演習などを実施するとよいかもしれません。そして、演習を実践してみて効果を評価することも重要です。より効果的な対処方法を師長がスタッフと一緒に考えていくなかで、スタッフ一人ひとりが自律的に判断できるように成長していくでしょう。

ナースは24時間、交代で働いています。管理者がいない場でどのような状況になっているかに目を向け、一人ひとりがアサーティブな対処方法を身につける支援をしていくことが大切です（表1、p.7 Part1「コミュニケーション」の考え方；「アサーティブな自己表現」参照）。

表1 噂の発信・受信側双方への対処

噂好きの中堅スタッフへの対処	● 緊急性のある問題の場合 ・中堅スタッフに師長が直接注意する ● 緊急性がない問題の場合 ・情報の文書化、師長自身による伝達の繰り返しにより、噂が立ちにくい環境にする
スタッフ側の強化	● 噂への対応の基本ルールをスタッフ主体で作成（師長は作成の場をマネジメント） ● ルールがあっても受け答えに困る場面を具体的に想定したロールプレイや返す言葉の演習などを実施

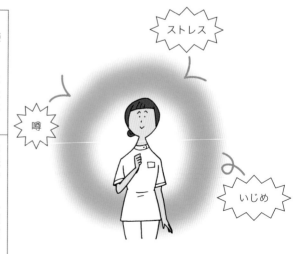

ルールづくり、ロールプレイなどによるスタッフの自律性の強化

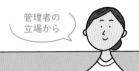

04 風通しの悪い職場の雰囲気をよくしたいのだけれど…。

噂好きな同僚たちがいます。しかも、その人たちで派閥ができていて、スタッフ間の風通しも悪い感じがします。
「聞かなければいい」「かかわらなければいい」とは思いますが、職場の雰囲気をよくするために、何かアプローチする方法はありますか？

A1 パワーバランスを考えてみよう。早めの予防策も大切です。

(任 和子)

　「聞きたくもない噂話につきあうのはうんざり……」。このような気持ちになったことは、看護師でなくても誰しも何度もあることでしょう。職場以外でもPTAやご近所のおつきあい、親戚づきあいなど、人が集まるところでは必然といってもよいですね。

　個人としては放っておくのがいちばんですが、派閥ができてスタッフ間の風通しが悪くなるところまできているとすると、業務改善にブレーキがかかったり、いじめの温床になったりすることも多いため、組織として早めに対処したいものです。

"平均グループ"がどちらに引っ張られているかを見きわめよう

　「2－6－2の法則」という言葉を聞いたことがあるでしょうか。会社などの組織のなかでは、以下のグループに分かれるという経験則です（図1）。

- 上位2割の「すごくよくできるグループ」
- 下位2割の「足を引っ張るグループ」
- その間の「平均的な6割のグループ」

例えば「下位2割」の人が辞めたとしても、新たに「下位2割」に属する人が現れます。つまり、人が替わっても同じような割合になるということなので、「平均的な6割」がどちらに引っ張

れているかをよく観察して、対処することが重要だと考えます。派閥を形成しているグループが人の悪口を言って職場の雰囲気を悪いほうへ引っ張っているとしても、「上位2割」は引きずられずに、噂に耳を貸すことなく過ごせます。

　マネジメント的な視点では、判断すべきは「平均的な6割」がどちらを向いているかです。平均的な6割のスタッフが、人の悪口を言わないと組織に溶け込みにくい感じがして迎合しているうちに、いつのまにか組織全体の雰囲気が悪くなることがあります。このような場合は「下位2割」を少しずつ配置換えするなどして、パワーをダウンさせたりします。そして「上位2割」のなかで、特にモデルとなる人にリーダーなど目立つ役割をとってもらい、「平均的な6割」が向く方向を変化させます。

　配置換えが必要となる前に予防することも重要です。例えば、「下位2割」のスタッフが固まらないようにしてグループをつくって業務改善活動をするなど、下位グループのパワーが強くならないようにする方法です。スタッフからみて問題だと思っても、臨床能力に問題がなければ、問題の大きさが師長には伝わっていないことも多いので、まずは状況を師長に伝えたり、予防的対処法を提案してみてはいかがでしょうか。

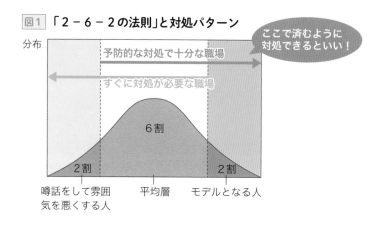

図1 「2－6－2の法則」と対処パターン

ここで済むように対処できるといい！

分布

予防的な対処で十分な職場

すぐに対処が必要な職場

6割

2割　　　　　　　　　　2割

噂話をして雰囲　　平均層　　モデルとなる人
気を悪くする人

A2 根拠のある批判なのか否かを確認し、業務改善が必要な噂話には、きちんと対処する必要があります。

（久保田聡美）

　この相談者はとても素晴らしい方ですね。こういう「ややこしい話」にはかかわりたくないという価値観をもつ人が多いなか、自ら職場の雰囲気をよくしたいという思いをもっていらっしゃる。あなたのようなスタッフがいると師長も心強いはずです。

　さて、相談内容から察するに、噂好きな同僚が話す内容は、「派閥間の批判や悪口」のようですね。確かに耳を塞ぎたくなることも多いでしょうが、まずはその内容を精査することから始めてみてはいかがでしょうか。

対立構造にならないように注意が必要

　職場で話す内容ですから、プライベートなことだけということは少なく、仕事に関連する話題も多いのではないでしょうか？　その場合、根拠のある批判なのか否かを確認することが大切です。

　まず、根拠のあるものであれば、噂話で終わらせていては業務上も支障が出ると予測されますから、職場の管理職にきちんと伝え、業務改善などの対応を検討していく必要があります。

　一方、根拠のない批判である場合には、実際にそういうことがどこであったのか、スタッフに徹底しないといけないことは何か、そして、患者さんにとってどういう意味があるのか、という視点できちんと整理していくことが大切です。そうした毅然とした態度で対応することで、周囲への悪影響も防げます。

　いずれも注意したいのは、あなたと、その「噂好きのグループ」との二者関係において議論すると、別の対立構造が生まれる危険性があるということです。上司や（上司も利害関係にある内容の場合には）第三者といった利害関係にない立場の人を交え、オープンな形で整理していくことが大切です。あなたが変に師長にそのまま上申して職場の雰囲気が悪くならないように、まずは上司に「相談」することも大切かもしれません。

　噂話の内容に応じて、「難しく考えて」「厳しく注意をする」ばかりでなく、ときにはユーモアも交えて笑いに変えるゆとりも大切かもしれませんね。

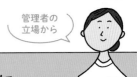

05 患者さんのための残業は看護の仕事なのに…。

勤務先は「職員の残業はなるべくつけないように」という方針のようです。しかし、急な患者さん対応でも「残業はつけてはダメ」というのはひどいと思います。看護の仕事として認めてほしいといつも思います。

A1 「正当な権利」として主張するための根拠づくりをしましょう。

(久保田聰美)

　以前はよくある話でしたが、最近でも改善していないのでしょうか。ただ、ここで注意してほしいのは、「なるべくつけないように」は「つけてはいけない」とは違うということです。

　「急な患者さん対応でも残業はつけてはダメ」と言っていますが、具体的に誰が、どのような状況で認められなかったのでしょうか。組織が大きくなればなるほど、伝言ゲームのように本来とは違う意味に理解される現象はよく見聞きします。管理者の立場としては、どのようなトーンで伝えるかは難しいところですが……。労働者の権利として、正当な超過勤務はきちんと請求するべきだと思います。

まず「残業の基準」を明確に

　ただ、正当な権利として主張するためには、その根拠が明確でなくてはいけません。「残業」の基準はどのように決めていますか?——まずそこからではないでしょうか。どんなに経営が順調な組織でも(いや、健全な経営を保っているからこそ)、「無駄な残業」は認められないのが常識ともいえます。そこで最も難しいのが、「どこからが無駄な残業」で、「どこまでが正当な残業」なのかでしょう。24時間、患者さんのそばでケアを提供する看護師の労務管理の難しさがそこにあります。

　まずは、師長が残業として認める基準を明確

に示し、師長が不在の場合にはその判断を誰に委譲するのかを明確にすること、そこからがスタートです。例えば、夜間の患者急変でリーダーは「ゼロ」、担当は「1時間」、フリーは「3時間」という残業の提出があったとします。ここで夜勤のリーダーは役割を果たせていると思いますか? フリーのナース一人に負担がかかっていたのか、リーダーの要領がいいだけなのか、いずれにしてもそうしたバランスの悪い残業が生まれてしまうと、残業の内容が疑われかねません。スタッフの立場としては、管理職不在のもとでも、経営部門を納得させるだけの正当な理由が明確に示せるしくみをつくることが大切です。きちんと師長との間で話し合いをもちましょう。

　「たかが残業、されど残業」です。スタッフ一人ひとりが納得できる"落としどころ"をうまくみつけることが、モチベーションアップにもつながります。

例えば「リーダーナース」の立場だったら?

　看護の現場では、患者さんの急変や緊急入院など、予測できないことが日々起きます。だからこそ、無駄な超過勤務を減らすことが大切であり、スタッフの負担軽減にもつながると考えます。チームで看護を提供していることを忘れ

ないでください。1人のナースに負担が偏らないように配慮することがリーダーの役割です。また、一人のナースをみんなで待って、仲よく同じ時間超過勤務……というのもちょっとおかしいですね。サポートできる業務、本人に任せ

るべきことを判断することも大切です。

上記のリーダーの役割を誰が担うのか（特に夜勤帯や休日）ということを明確にしておくことが、最も大切です。

 A2 「仕事抱え込み症候群」になっていませんか？　仲間に協力を依頼できそうならお願いする、次のシフトのスタッフに依頼が可能なようなら任せる、なども検討してみてください。

（渡邊千登世）

　職場の「職員の残業はなるべくつけないようにという方針」に憤慨されている様子ですが、ここはもう一歩、その根本を考えてみましょう。これは、「無駄な残業はしないように」という意味ではないでしょうか？　もし上司が「超過勤務手当を支給するつもりがないのに、超過勤務を強要している」ならば「サービス残業」に該当します。これは違法行為であり、管理者には罰金などが課されることになります。また、職場では本当に、必要な残業を認めていないのでしょうか？　看護管理者からすれば、スタッフの超過勤務が常態化している場合、不必要な時間外労働は減らし、休息時間にあててもらいたいと思うのは、健康管理の観点からも当然でしょう。

　このようにいうと、「正当な時間を認めてもらいたいのです！」と反論を受けそうですね。

　超過勤務は、本来は上司の指示のもとに行うものですから、手当を認めてもらうには上司に許可をもらってから行わなくてはなりません。「必要だから残業しているのに、毎回許可をもらうなんてできない」と思われるならば、どのような状況であれば超過勤務を行うことが妥当

か部署での内規を決め、正当な超過勤務として認められるように、管理者とスタッフの間で共通認識をもつことが大切です。

協力できる・業務委譲できる雰囲気づくりも重要！

　そして、一方では勤務時間以外の時間については、あなたにとっても貴重な時間であることも認識してください。「急な患者さん対応」を行うことで超過勤務になりそうなときは、まず自分で行うことが最も効率的なのかどうかを考えます。一人で仕事を抱え込んでしまうことは、不要な超過勤務の要因でもあるのです。同じシフトの仲間に協力を依頼できそうならお願いして効率よく仕事をする、勤務時間の狭間で次のシフトのスタッフに依頼が可能なようなら任せる、なども検討してください。

　部署内で協力し合う、委譲できるなどの雰囲気をつくり、個々のメンバーが適切な判断と調整を行うような体制になれば、正当な超過勤務として認められ、手当を要求できるはずですよ。

スタッフの
立場から

06 スタッフ数を増やしてほしい

産休や育休、時短勤務などでスタッフ数が不足しています。夜勤の回数や土日祝日の出勤もしわ寄せがきて辟易してしまいます。とても自分の職場を他にいるナースに勧めることができません。
どうして師長は、もっと積極的にスタッフを獲得しようとしてくれないのでしょうか。日々訴えていてもなかなか改善されません。何かいい方法を教えてください。

A1 自分たちで人をひっぱってきちゃおう！　そのためには、魅力的な職場になるように工夫をしましょう。

（久保田聰美）

スタッフの気持ちとしては、「こんなに忙しい思いをしているのに、どうして!?」と、とても切実な悩みですよね。なのに、どうして積極的に人員を獲得しようとしてくれないのでしょうか。ここは、師長の立場になって考えてみましょう。

今や看護師不足は全国共通、いや世界共通のテーマです。貴重な社会資源ともいえる看護師の適正配置は、どこの病院でも悩ましい問題です。そのようななかで病院全体の状況を視野に入れると、自部署だけスタッフの補充を要求することはできない状況なのかもしれません。

人が寄ってきたくなる職場にできるといい！

だからといって、スタッフとしては、指をくわえて待っているわけにはいきませんよね。
まずは、師長に頼む前に、自分で友だちに紹介してみるのはいかがでしょうか？　「自分の労働環境は自分で改善する！」ぐらいの気持ちをもってみるのはどうでしょう。

とても自分の職場を勧めることができない？それはなぜでしょう。「ぜひ自分の病院・病棟で一緒に働こうよ」と誘えるほどの職場でないと、最近の状況では看護師は集まらないと思いますよ。そして、そうした魅力的な職場づくりにつなげるために、大事な視点があります。毎日の業務を効率的に行う工夫です。そう、業務改善というやつです。

看護師はすぐに集まらなくても、業務を標準化して看護師以外の職種にサポートしてもらうようにしたり、業務の流れを見直してムダな業務をなくしたりと、できることから始めてみませんか？　現場のナース一人ひとりがそういった視点で動き始めると、師長の意識も変わるかもしれません。

「うちにスタッフを増やしてもらえたら、業務改善を教えることができますよ！」なんて、人が集まる病棟も夢ではないかもしれません。
マンパワー不足の悪循環を好循環に変えるカギは、あなた自身がもっているのかもしれません。

看護職員を獲得することは、看護部門にとっての大きな課題だと思います。病院全体でみると、おそらく何らかの基準（例えば「病床利用率」「ベッドの回転率」「看護必要度」「患者さんの重症度」など）をもち、それぞれの病棟に適切に配置しようと試みていると思います。相談者の"所属部署だけが"少ないのか、"病院全体で"看護師が少ないのか、問題の質によって対応が変わってくるでしょう。

師長を巻き込んだ 作戦会議が必要

ただし、「人が少ない」という感覚だけでは、人員配置を整えてもらうということはなかなかできません。まず、あなたの病棟では、各シフトでどのように人員配置計画がなされているのでしょうか。また、それはどのように決定されていますか？　部署の最近の変化で、従来から検討してきた数では対応できなくなっているということはありませんか？　患者さんの重症度の変化や入退院の数の変化によっては、看護師のケア提供量が増えているかもしれません。

このような疑問を挙げながら、ぜひ病棟内のみんなで「最近のデータ」を用いて分析し、シフトの看護師数を何人にすると最も効率的で、患者さんの安全を守りながら働けるのかをスタッフの立場で再検討してみましょう。そして、これによる予定人数が診療報酬上での入院基本料の施設基準と合致するか、夜勤回数など労務管理上の基準を満たしているかを師長に確認してみましょう。もし、実際の配置が必要人数よりも少なければ、交渉をする価値が十分にありますし、裏づけをもって交渉ができます。師長と相談しながら、一緒に看護管理部門と交渉もできるかもしれません。

一方では、働き方のパターンが変わってきているのですから、ワークライフバランスの一環として、病棟全体で業務改善を行うことも必要です。旧態依然として「シフトの時間」「業務の内容」「配置人数」を変えないのは問題です。育児時間をとっている人や時短勤務の人がいれば、その人たちがいる時間帯に違う時間帯の業務内容を動かすなど、人数に応じて業務の内容を移行することも一案です。

誰か一人だけが負担になるような業務形態を避け、さまざまなアイデアを出し合い、"お互いさま"の精神で、人数の充実だけでなく時間の充実も検討してみてはいかがでしょうか。

▶ **組織風土・組織文化** Organizational Climate & Culture

07 病棟スタッフ全員で新人を育てたい…。

「臨地実習指導者」と「プリセプター」を掛け持ちしています。新人にも手を焼いていますが、もう一方で、病棟スタッフの協力体制もあまりできていません。「よくないところを見かけたら指導するなどしてほしい」とお願いしても、なかなか協力してもらえません。どうしたらよいですか？

A1 直接指導者や教育担当者、研修責任者、他の支援メンバーが新人教育体制でどのような役割を担うかを明らかにし、他のスタッフが支援メンバーとしてどのような役割を担うかを決め、病棟内で相互に理解することが重要です。

(渡邊千登世)

新人看護師の育成や看護学生の指導を担うことは、中堅看護師にとって非常に重要な役割です。相談者が両者の役割を担い、頑張っておられる様子が目に浮かびます。しかし、人を教えるのは時間も手間もかかることですから、いくら一人で努力しても限界があると思います。ましてや中堅看護師は他の役割を多く担うことも期待されますから、重圧感にさいなまれることになるでしょう。

新人の育成や研修の体制は看護部の重要な課題であり、看護管理者、つまり師長が責任を負っ

ています。そして看護管理者は、新人研修にかかわる職員全員が「教育方針」「教育目標」を共有できるよう働きかけなくてはなりません。また、直接の指導者だけではなく、病棟スタッフ全員が新人を見守り支援するという、"意識づけ"と"体制"を構築する必要があります。

直接指導者であるあなたが"なかなか協力してもらえない"と感じているならば、新人教育体制がうまく整えられていないのだと思います。早急に病棟の管理者に提言をして、病棟全体での教育体制を見直す必要があると思いま

表1 **新人看護職員を支える病棟組織体制の例** ← どの方法であっても、病棟全体の方向性を統一したい

方式	特徴	適用
①プリセプターシップ	新人看護職員1人に対して、決められた経験のある先輩看護職員が、マンツーマンである一定期間、新人研修を担当する方法	新人看護職員が臨床現場に出てすぐなど初期が効果的
②チューターシップ	各新人看護職員に決まった相談相手（チューター）を配置し、仕事や学習、精神面や生活などの広範囲な相談と支援を行う	決められた相談相手がいることは新人にとって心強い。日々の業務の実践的指導は、先輩がペアで教育するのが効果的
③メンターシップ	メンターが新人看護師の味方や指導、助言、相談にのり、援助する。直接的な指導者ではなく、支援者的役割	メンターは中長期的なキャリア支援や人間的成長を支援する役割なので、新人職員研修後期以後の支援としてふさわしい
④チーム支援型	特定の指導係を置くのではなく、チームで新人看護職員を教育・支援する	チーム内でそれぞれの得意とする分野を指導するように役割分担をすることが望ましい

厚生労働省：新人看護職員研修ガイドライン【改訂版】（平成26年2月）．https://www.mhlw.go.jp/file/06-Seisakujouhou-10800000-Iseikyoku/0000049466_1.pdf より改変して転載

す。教育する側だけではなく、「新人にとっても よい環境といえない」ことをアピールして、 できるだけ早く立て直す必要があるでしょう。

新人看護師を支える組織体制としては、主に 表1 の方法がありますが、いずれにしてもそれ ぞれの体制で、直接指導者や教育担当者、研修 責任者、他の支援メンバーが新人教育体制でど のような役割を担うかを明らかにしておくこと

が大切です。

支援メンバーとして他のスタッフが"どのような役割を担うか"ということを取り決め、新人を支えるためのさまざまな役割について、病棟内で相互に理解することが重要です。さらに、研修体制の評価を定期的に病棟全体で行い、不具合な点についてそのつど修正を加えながら、適切な教育体制を整えることが大切です。

A2 教育もチーム力が重要です。「話し合い」と「戦略立案」をぜひ行いましょう。(任 和子)

臨地実習指導者とプリセプターの両方を任されているとは、すごいですね。ですが、OJT(on the job training)は1人ではできないので、「病棟スタッフの協力体制があまりない」というのはつらいと思います。

このような"病棟スタッフが教育にあまり関心をもっていない"、あるいは"教育担当者にまる投げ"という状況がみられる部署では、新人教育にかかわらず、スタッフがバラバラに活動していることが多いように思います。一人ひとりの力があるにもかかわらず成果は小さくなるので、残念な職場といえます。

ここでは、2つに分けて解決策を提案します。

1つ目は「"どのような看護師を育てるか"を話し合うこと」、つまりビジョンの共有です。相談者は、新人看護師や看護学生にどのような看護師になってほしいと願っているでしょうか。それをまず言葉にしてみましょう。そして、それを他の看護師に伝え、また相手の考えを聞くことで対話が生まれます。例えば「人の気持ちのわかる看護師を育てる」「的確な判断力をもった看護師を育てる」といったビジョンは同じでも、どうしてそのように思うのかはそれぞれ異なります。一人ひとり異なる価値観をもっていることを大事にして、そのうえで方向を同じにすることが重要です。気恥ずかしくて口に

出しにくいかもしれませんが、病棟の年度目標を立てるときや委員会目標を定める際、あるいは研修会をするなどして取り組むとおもしろいです。師長に提案し、一緒に進めてみましょう。

2つ目は、「どのように育てるかという戦略を考えること」です。これは、新人看護師の研修プログラムが看護部全体で用意されていたり、部署でも独自のプランを立てていたりすると思います。プリセプターシップもその一つです。

なかでも、こうしたケースで効果があるのは"役割分担"です。例えば、看護スタッフのそれぞれ得意分野を大事にして、「注射はGさんに」「褥瘡ケアはHさんに」というように割り振って、簡単なレクチャーとシミュレーションをしてもらったりします。また、「ほめたいところシート」「こうしたらもっとよくなるシート」などをつくって、その日のリーダーナースに一言書き込んでもらうなど、負担にならない具体的な方法で参画してもらうことも一つです。

これらの戦略についても一人で考えず、業務の負担にならないような工夫、新人看護師にとってプラスになるような具体的な方法をみんなで考えるとよいでしょう。そして、かかわってくれた人には「ありがとうございます」「○○という点がとても素晴らしかったです」など、感謝することを忘れないようにしましょう。

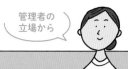

08 カンファレンスで皆が主体的に発言できるようにするには？

部署のカンファレンスでは、発言する人が決まっています。若手はほとんど発言しません。多職種で行うカンファレンスではその傾向がなお強くなります。どうすれば、もっと主体的にカンファレンスに参加してくれるでしょうか。

A. カンファレンスでは、看護師長やチームリーダー、リーダークラスのスタッフが、患者さんやご家族が直面する困難な問題に対する答えは1つではないことを明確に発言したうえで、スタッフやチームメンバーに質問し、彼・彼女らからの意見を取り上げることから始めるとよいでしょう。

(任 和子)

部署のカンファレンスで発言する人が決まっているということは、発言しない人の意見が今後の患者のケアやチームの方針に活かされないということを意味します。病棟であればすべてのスタッフが、24時間患者さんやその家族とかかわる可能性があります。また、医師や薬剤師、管理栄養士、理学療法士、作業療法士などが参加するカンファレンスでは、短時間にチームとしての方向性を決めることになり、1人の発言がその方向を左右します。チームのパフォーマンスを上げるために、若手スタッフの視点からの発言が求められます。にもかかわらず、相談にあるような若手スタッフだからこそ知り得た情報や意見がある可能性があり、その発言がない状況は、あらゆる職場で見られるのではないでしょうか。

若手スタッフばかりではなく、看護師長であっても、「発言しにくいなあ」と思う会議やカンファレンスがあるでしょう。会議やカンファレンスに主体的に参加し、発言をすることは誰にとっても簡単なことではないということを前提に考えることが、「なぜ若手のスタッフが主体的にカンファレンスに参加してくれないのか」という疑問に答える鍵になります。

「間違ったことを言うと勉強不足と思われる」と思っていないか

ではなぜ、カンファレンスで活発な意見交換ができないのでしょうか。例えば、「自分の考えていることが正しいかどうかわからない」「自分よりももっと良い考えをもっている人がいる」「間違ったことを言ったら勉強不足だと思われる」「自分が話したって何かが変わるわけではない」「みんなの貴重な時間を奪ってはいけない」などが背景にあって、「黙っている」ことを選択しているのではないでしょうか。異なる意見を述べたり、人の間違いを指摘したりするときなど、相手にとってマイナスとなるようなことであれば、黙っているほうが相手を不快にさせるリスクが低いのです。

心理学者のエドモンドソンは、黙ってしまうのは、「無知だと思われる不安」「無能だと思われる不安」「ネガティブだと思われる不安」「邪魔をする人だと思われる不安」の4つのイメージリスクがあるからだと述べています[1]。そして、このような職場環境における対人リスクを軽減するために、「心理的安全」の高いチームの風土が重要であると提唱し、実証研究を行いました。「心理的安全」とは、関連のある考えや感情について人々が気兼ねなく発言できる雰囲気[1]のことです。相談にあるような若手が発言

しないカンファレンスが行われる部署は、心理的安全が低い可能性があります。

心理的安全に最も大きな影響を与えるのは"身近な上司"

部署の心理的安全を高めるにはどうすればよいでしょうか。エドモンドソンは、心理的安全に最も大きな影響を与えるのは、身近な上司であると言っています。部署やチームで権限を持っている看護師長やチームリーダー、リーダークラスの人がどのような態度で接するかが、スタッフやチームメンバーが自分の考えや意見を述べる能力や意欲を高めるうえで重要だということです。そのために、カンファレンスでは、看護師長やチームリーダー、リーダークラスのスタッフが、患者さんやご家族が直面する困難な問題に対する答えは1つではないことを明確に発言し、スタッフやチームメンバーに質問し、彼・彼女らからの意見を取り上げることから始めるとよいでしょう。どんな答えにも否定的なリアクションをとらないことも大切です。また、病院の医療安全活動として広がっているTeam STEPPS（チームステップス）[2]は、チームの心理的安全を高めるための方策となります。

"心理的安全"と"目標を達成する責任"が両方とも高い組織を目指す

近年、心理的安全という言葉を聞くことが増えてきましたが、単に雰囲気がよいことを指して使っている場合も多いように感じます。エドモンドソンは、 図1 のように心理的安全と目標

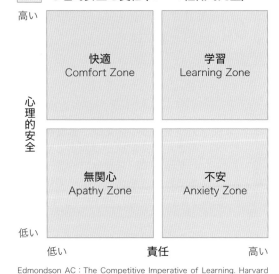

図1 **心理的安全と責任（4つの組織的元型）**

高い

心理的安全

| 快適
Comfort Zone | 学習
Learning Zone |
| 無関心
Apathy Zone | 不安
Anxiety Zone |

低い

低い　　　**責任**　　　高い

Edmondson AC : The Competitive Imperative of Learning. Harvard Business Review 2008 ; 7/8 : 60-67.
エイミー・C・エドモンドソン著，野津智子訳：チームが機能するとはどういうことか．英治出版，東京，2014 : 169．より引用

を達成する責任からみた4種類の組織を示しています。左上のように、心理的安全が高くても、よい看護を提供する責任が低ければ、仲が良いだけの集団となってしまいます。右下のように高い目標を設定し達成しようと努力しているにもかかわらず、心理的安全が低いと、スタッフやチームメンバーは、自分で考えることに対して不安にかられ、成果を出せなくなります。これに対応することが、心理的安全を高めるマネジメントをするために有効です。右上のように、心理的安全と目標を達成する責任が両方高いと、安全で質の高い看護ケアができる効果的な組織となるからです。

引用文献
1. エイミー・C・エドモンドソン著，野津智子訳：チームが機能するとはどういうことか．英治出版，東京，2014.
2. Team STEPPS Japan Allianceホームページ．https://mdbj.co.jp/tsja/index.php(2022/10/2/アクセス)

情報管理をめぐる
Q&A

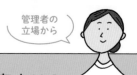

▶ **情報管理** Information Management

01 他の病棟の師長と情報交換するときの留意点は？

他病棟の師長と看護管理上の情報交換をする際、注意すべきことを教えてください。

A. 他病棟の師長から情報交換で得た情報を取り入れる前に、自分の病棟にも適応するものかどうかをスタッフと一緒に考えましょう。個人情報の取り扱いには要注意です。

(久保田聡美)

　ここがポイント

☑ 個人情報におけるプライバシー保護の基本は、自己情報コントロール権である。
☑ 情報交換とその情報を活用する意思決定は別物であることを忘れずに。

情報交換と意思決定は区別

　他病棟の師長に、看護管理上どうしているのかについて話を聞くと参考になることが多いですね。ましてや新任師長であれば、先輩師長の教えをもとに文書化されていない匠の技や、部長は教えてくれない脈々と語り継がれる暗黙のルールみたいなことも聞いておかないと、大変なことになるのかもしれません。Part 1「情報管理」の考え方（p.28）で述べた「監視者」として、まず情報収集する姿勢は大切です。

　ただし、勤務表の作成一つとってみても、参考にはなっても他病棟のやり方がそのまま自分の病棟に適応するかどうかはわからないので気をつけてください。それを取り入れるかの判断はあくまでも師長であるあなたと、あなたの病棟のスタッフが意思決定することです。つまり、情報交換したものを鵜呑みにしないことです。真面目で素直な師長ほど陥りやすいワナですので、注意してください。

個人情報の取り扱いには要注意

　看護における情報管理では、いろいろな場面で個人情報にかかわる問題に直面します。個人情報というと、個人情報保護法（2003年）の制定以来、個人情報取扱事業者（5,000件を超える個人情報をデータベース化して利用している者）に詳細な法的な規制がされており、2004年には『医療・介護関係事業者における個人情報の適切な取扱いのためのガイドライン』が厚生労働省より通知されました。一般の病院や看護管理者は、OECDの8原則（表1）を参考にするとわかりやすいでしょう。さらに、2020年に「個人情報の保護に関する法律等の一部を改正する法律」が公布され、罰金刑の最高額が引き上げられるなど、法の強化が行われました。

　このガイドラインは、患者さんの診療情報だけでなく、職員の個人情報にも適応できます。スタッフのプライバシーに関する情報の取り扱いについても、看護管理者は慎重を期す必要があります。プライバシー保護というと"すべて秘密厳守"と思う人が多いようですが、根本は「自己情報コントロール権」です。つまり、本人の同意を得ることが大切です。

　例えば、Aさんというスタッフがうつ病で3か月休職して、復帰にあたり夜勤のない部署が望ましいという主治医の判断のもと、B病棟から外来に異動したとしましょう。B病棟の師長

と外来の師長はどんな情報交換をすべきでしょうか？「職場は、原則として元の職場へ」という指針は出ていますが、簡単にはいきません。復帰後、別の職場へ異動する場合、「プライバシーだから」と何も伝えなかったり、逆に「本当は内緒なんだけど……」と不用意な情報交換をしてしまうと、おかしな噂が立つ恐れがあります。

　まずは、B病棟の師長が、復帰するAさんに、職場復帰にあたって上司の理解は大切だからという理由を話し、新しい職場の上司やスタッフにどこまで病気の話をしてよいのかを確認します。そして、同意を得たうえで、どこまで伝えるのかを決定することが大切です。B病棟の師長は、おかしな噂話が出ないように、事前に正確な情報を外来師長には伝える配慮をします。あなたがAさんを受け入れる外来師長の立場にあって、もし元の職場の師長から情報を得られないのなら、フォーマルに自分の上司に情報を求めましょう。それが、復帰するAさんはもちろんのこと、病棟全体を守ることにつながります。

表1　プライバシーガイドライン（OECDの8原則）

原則	主な意味・内容
①収集制限の原則	いかなる個人データも適法・公正な手段により、かつ情報主体に通知または同意を得て収集されるべきである
②データ内容の原則	収集するデータは、利用目的に沿ったもので、かつ、正確・完全・最新であるべきである
③目的明確化の原則	収集目的を収集前に明確にし、その後のデータ利用は収集目的に合致するべきである
④利用制限の原則	データ主体の同意がある場合や法律の規定による場合を除いて、収集したデータを目的以外に利用してはならない
⑤安全保護の原則	合理的な安全保護措置により、紛失・不当なアクセス・破壊・使用・修正・開示等から保護すべきである
⑥公開の原則	データにかかわる開発・運用・政策については一般的に公開し、データの存在、利用目的、管理者等を明示するべきである
⑦個人参加の原則	個人は自己に関するデータの所在および内容を確認でき、拒否された場合は異議申立を保証される
⑧責任の原則	データ管理者は諸原則の実施するための措置に従う責任を有する

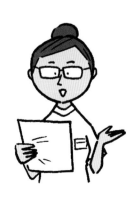

管理者の
立場から

02 情報文書・データをきちんと管理・保管するには？

病院や看護部から配布されるマニュアルなどの情報は、病棟管理者としてどのように管理・保管すべきでしょうか？

A. 情報管理の担当者に権限委譲を行い、緊急性のある場合などはフォローしましょう。

(久保田聰美)

ここがポイント

☑ マニュアルの本来の目的に応じた病棟独自の管理・活用法を考えるのが管理者の役割である。
☑ 自分の病棟の特徴やスタッフの理解も考慮して、柔軟に情報を取り入れる。
☑ スタッフに情報管理の権限委譲を行い、フォローに回る。

病棟独自の管理を考える

日々、たくさんの情報がどんどん下ろされてくる病棟側にとって、管理・保管は悩ましい問題かもしれませんね。マニュアルだけの問題なら院内で統一したものがあるでしょうから、その後のアップデート（改正）、保管方法、場所、スタッフへの周知徹底方法といったところに悩みがあるのでしょうか？　情報管理の目的について

は、[表1]を参考にしてください。

まず、マニュアル本来の目的に応じた管理・利用を、自分の病棟の特徴やスタッフの構成などに合わせて柔軟に考えることが大切です。担当者や管理方法のルールをきちんと決めたとしても、なかなかそのとおりにいかないのが現場の悩みですね。「こうしていれば間違いない」という型にはまった考え方に縛られると、悩みは増える一方です。情報管理は臨機応変に対応しましょう。

[表1] **情報管理の目的**

1．情報の共有化	担当者ごとに各情報をしまい込むことがないようにして、組織全体の所有財産として誰でも必要時に活用できるような状態にする
2．コミュニケーションの活性化	同レベルの共通な情報をもつことで、スタッフ間のコミュニケーションがスムーズになり、より効率的・生産性の高い話し合いができるようになる。
3．情報の動線の可視化	情報源と、どこに宛てて発信された情報なのかを明確化することにより、情報の質を理解し、効率的に処理できる
4．コストの削減・環境整備	探す時間のロスがなくなり、重複した情報、古い情報などの破棄により検索がスピーディになる。また、保管場所なども縮小でき、職場環境が整備される
5．モチベーションの向上	全員参加による情報管理の改善によって、情報を扱うことへの倫理観や快適な環境をつくった達成感などがモチベーションアップにつながる

石川徹也 監修：あなたのオフィスを変える ファイリング＆情報共有なるほどガイド. 日刊工業新聞社，東京，2004．を参考に作成

担当者のフォローから見えてくるもの

医療安全に関するマニュアルに更新があった場合を例にとって考えてみましょう。その新しいマニュアルをどのように活用していくのかを考えることが、病棟の管理者である師長・主任の重要な役割であることは、p.28 Part 1「情報管理」の考え方の冒頭に示しました。

例えば、あなたの病棟の医療安全委員(仮にCさんとします)は、そのマニュアルの管理にどのようにかかわっていますか?　何度言っても整理できなくて、思わず師長であるあなたが片づけて処理してしまっていませんか?　マニュアルのアップデートは医療安全委員のスタッフに任せていても、緊急性の高い問題となると、医療安全委員が各スタッフに周知徹底することは難しいですか?

そのようなときこそ師長の出番です。例えば「本来、医療安全委員のCさんがすべき連絡ですが、Cさんは夜勤なので緊急性が高い問題と判断し、この情報は師長が代わりに伝えます」と、スタッフ一人ひとりが現状を理解できるようにして伝えます。そして、連絡時のスタッフの反応を観察し把握したことを、医療安全委員のCさんに「Dさんはちょっとわかっていない感じだったから、あなたからフォローしてあげてね」とフィードバックすれば、「さすが師長、よくわかりますね。Dさんにはいつも苦労しているんですよ」などという返事があって、あなたと医療安全委員スタッフの関係もよくなるはずです。担当者に情報管理の権限を委譲しながらもフォローすることで、病棟における医療安全上の課題もみえてくるかもしれません(図1)。

このように、人材をじょうずに生かして、あなた自身は病棟全体の管理の視点で情報の保管・管理・活用を考えます。こうして情報管理の方法を改善していけば、マニュアル本来の目的や変更される意義なども、スタッフに自然に伝わると思います。

引用文献
1. 石川徹也 監修:あなたのオフィスを変える ファイリング&情報共有なるほどガイド. 日刊工業新聞社, 東京, 2004.

図1　病棟管理者としての役割
（例：担当者不在時の緊急性の高い問題[医療事故など]の連絡）

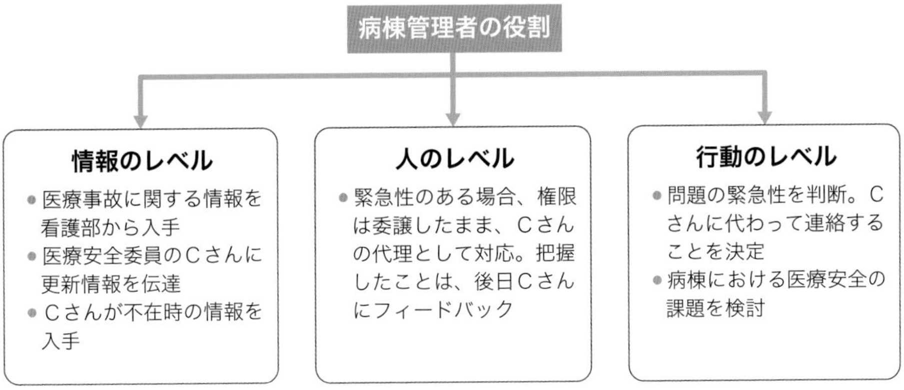

病棟管理者の役割

情報のレベル
- 医療事故に関する情報を看護部から入手
- 医療安全委員のCさんに更新情報を伝達
- Cさんが不在時の情報を入手

人のレベル
- 緊急性のある場合、権限は委譲したまま、Cさんの代理として対応。把握したことは、後日Cさんにフィードバック

行動のレベル
- 問題の緊急性を判断。Cさんに代わって連絡することを決定
- 病棟における医療安全の課題を検討

CHAPTER 09

EXTRA QUESTIONS

その他なんでも
Q & A

方針がコロコロ変わる上司にどう対応したらいい？

方針がコロコロ変わる上司には、どのように対処すればよいでしょうか？

A. 上司の方針の向こうにある、めざす目的を見据えて対処しましょう。　　（久保田聰美）

あなたの上司の肩をもつわけではありませんが、厳しい医療現場においては、診療報酬への対応や部下には細かいことが伝えられない外部との関係において、方針転換せざるを得ない状況は日々あるものです。一見コロコロ変わるように見える方針のなかで上司が何を大切にしているのか、どういう場面で方針が変わりやすいのかを観察してみてください。あなたの上司があなたには伝えられない内容で悩みながらも苦汁の決断で方針を変えているのか、何も考えずにその場その場で対応しているから矛盾するのか、それによって対処方法も変わります。

様子を見ていてもわからない場合には、本人にストレートに聞いてみるのもよいのかもしれません。「どうしていつもコロコロ方針を変えるんですか？」と。

さすがにそれは聞きにくいというのであれば「この前はAとおっしゃっていたのに、今度の会ではBだとおっしゃられると、スタッフは"方針がコロコロ変わる"ととって混乱してしまいます」と言って、確認してみてはいかがでしょうか？

上司がどんな思いでAとしていたものをBに変えたのか、その背景にある思いや目的を聞き、混乱しているあなたやスタッフの気持ちも伝え、互いにわかり合うことで同じ方向をめざして部署をマネジメントしていくことが大切です（図1）。

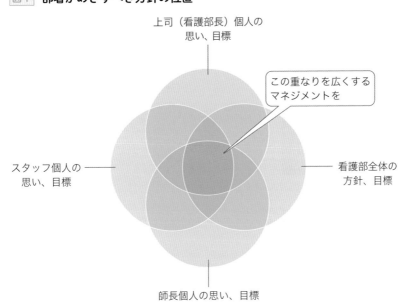

図1　**部署がめざすべき方針の位置**

上司（看護部長）個人の
思い、目標

この重なりを広くする
マネジメントを

スタッフ個人の
思い、目標

看護部全体の
方針、目標

師長個人の思い、目標

02 患者・家族と担当スタッフ間をうまく調整するには？

患者・家族のクレームとスタッフの言い分が異なる場合、どのように解決すればよいでしょうか？

A. 同じ事物・現象でも視点によって見え方は違うものです。どちらが正しい、間違っていると決めつけずに、双方の立場に配慮しながらズレを埋めていきましょう。

（久保田聰美）

まず、円柱の形をした置き物を思い浮かべてみてください。真正面から見ると長方形、真上から見ると円形ですが、少し離れてみると円柱であることが見えてきますね（図1）。同じ問題を、患者さんとその家族は真正面から見て「長方形」と言い、スタッフは真上から見て「円形」と言っているのかもしれません。それぞれの言い分は、きっとそれぞれの立場では間違っていないと思います。

あなたが、ちょっと離れた所からそれを見て円柱の全体像をとらえ、「互いに一部分しか見ていないけれど、実際にはこういう形をしているんだよ」と、それぞれにいかに伝えていくかが大切になってきます。どちらかが間違っているとか、嘘をついているという視点では、問題は解決しません。

例えば、外来でクレームになりやすいのが待ち時間の問題です。どこの病院でも定期的に待合いで長時間待っている人はいないかを確認するシステムや、「30分以上お待ちの患者さんはお申し出ください」というサイン類をよく目にします。しかし、こうした取り組みも"マニュアルどおりやっているんだからこちらに落ち度がない"という姿勢でいると、クレームにつながります。ちょうど呼んだときに患者さんが不在であった場合、その伝え方ひとつでトラブルに発展することも少なくありません。何度呼んでも不在であった事実と長く待たせてしまった現状の両方を、互いの立場に配慮しつつ傾聴に努め、全体像として伝えていく姿勢が解決への道となります。

図1　円柱の見え方

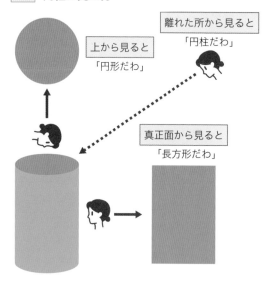

離れた所から見ると「円柱だわ」

上から見ると「円形だわ」

真正面から見ると「長方形だわ」

03 意見が違う複数の上司への対応で困っている…。

Q. 看護部長と副看護部長の仲がよくありません。師長としてどう対応していけばよいでしょうか？

A. 仲の悪さはあなたが気に病むことではありません。適宜、支援を得られそうな相手を選んで相談、報告、連絡を行いましょう。

（渡邊千登世）

　上司も所詮人間です。馬が合う人と合わない人がいるでしょう。看護部長と副看護部長も、感情的ばかりになっていては仕事が進まないはずですから、師長のあなたが看護部長と副看護部長の仲が悪いからといって気に病む必要はありません。

　コッターは、仕事のできるマネジャーにとって「上司をマネジメントする」（ボス・マネジメント）ことは重要な要素であると言っています。そして、上司の顔色を窺うということではなく、組織や自分の成果を上げるために、上司とうまく仕事を進めていくプロセスを作り上げることが重要であると述べています。そして、ボス・マネジメントのチェックリストを、 表1 のようにまとめています[1]。

　あなたが主眼を置くべきことは、2人の関係性ではなく、あなた自身がいかに組織の目標を達成し、成果を上げるかです。そのために、解決しなくてはならない課題や置かれている状況に応じて、適宜、支援を得られそうな相手を選んで相談、報告、連絡を行うことです。看護部長と副看護部長両者に連携をとってもらって支援してもらわなくてはならない場合には、両者に相談や報告、連絡をしておけばよいと思います。

引用文献
1. ジョン P コッター，ジョン J ガバロ：上司をマネジメントする. ダイヤモンド・ハーバード・ビジネス・レビュー，2010年5月号.
2. J.P.コッター著，DIAMOND ハーバード・ビジネス・レビュー編集部，黒田由貴子，有賀裕子 訳：第2版 リーダーシップ論. ダイヤモンド社，東京，2012：191.

表1 **ボス・マネジメントのチェック・リスト**

上司や上司の置かれた状況を理解するようにする	□上司の目標や目的 □上司へのプレッシャー □上司の強みや弱み、盲点 □上司のワーク・スタイル
あなた自身やあなたのニーズを評価する	□あなた自身の強みと弱み □あなた自身のスタイル □あなた自身の上司への依存傾向
右のような関係を構築・維持する	□あなたのニーズにもスタイルにも合う □互いに期待し合っている □上司に絶えず情報を提供する □信頼と誠実さに支えられている □上司の期待や資源を使い分ける

J.P.コッター著，DIAMOND ハーバード・ビジネス・レビュー編集部，黒田由貴子，有賀裕子 訳：第2版 リーダーシップ論，ダイヤモンド社，東京，2012：191. より引用

"師長らしさ"って何でしょう？

師長「らしく」みえるコツを教えてください。

  自信をもって、あなたが考えるリーダー像をあなたらしく表現してください。

（渡邊千登世）

　相談者は、「師長らしい」という言葉にどのようなことを思い描いているのでしょうか？「らしい」とは、そのものの特徴をよく表しているということです。おそらく、あなた自身がリーダーとしてふさわしい行動をスタッフに示せているかどうかを心配されているのでしょう。

　その人がリーダーとしてふさわしいかどうかは、フォロワーであるスタッフがどのように意味づけるかということにかかっています。あなたが、フォロワーであったときのことを考えてみましょう。あなたが信頼していたリーダー（もしくは上司）は、どのような言動をしていましたか？　あなたがその人についていきたい、も

しくは信頼ができると思ったときの言動には、どのようなものがありましたか？　まずは、あなたが信頼していたそのリーダーの行動や言動をマネしてみることもよいと思います。

　さらに、あなた自身の経験から、理想的なリーダーとして重要だと思われるキーワードにはどのようなものがあるかを考えましょう。そして、それらのキーワードを具現化するためにはどのような言動をすればよいかを考えます。一般的な「らしさ」にとらわれず、また信頼する人をまねた行動だけにとどまらず、自信をもって、あなたが考えるリーダーの行動を、あなたらしく表現していけばよいと思います。

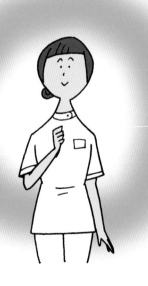

05　師長と主任の意見が違うときにはどう対応すればいい？

物品管理の方法など、師長が決めるルールと、"現場はこうだから"とする主任のやり方が食い違っています。細かいことなんだからどちらでも……とは思いますが、気を遣います。解決策はありますか？

A1　一見"どうでもいいこと"に見えても、今のうちに調整しておいたほうがよいのでは。その調整役として、スタッフ（フォロワー）であるあなたの出番です！　　　　　（久保田聰美）

師長と主任のやり方が違うのは困りますね。スタッフとしては、「どちらでもいいからはっきりしてよ」と言いたいところでしょうか？

どっちでもいい…本当にそう？

では、本当にどちらでもいい問題でしょうか？　相談の内容から察するに、少なくとも師長と主任は"どちらでもいい"問題ではないからこそ、食い違ってしまっているように見受けられます。

主任は現場主義で、これまでのやり方を変えることは皆の混乱や負担感を招くと考えて反対するのでしょう。きっと、スタッフの代弁者と

なる思いも強いのではないでしょうか。

一方、師長の立場からするとどうでしょう。これまでのやり方に改善の余地を感じたからこそ、新たなルールをつくろうとしたのではないでしょうか。

両者の思いを考えると、それなりの理由があるからこその食い違いのようにも思われます。

"リーダーが解決して"ではなく、もう1歩踏み出そう

一見どうでもいいように感じる小さな食い違いを、今のうちに調整しておくことが重要のように感じます。では、その調整役は誰がいいの

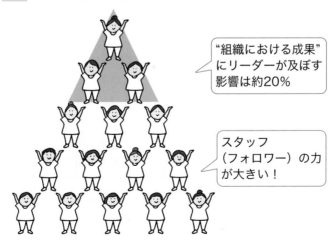

図1　リーダーシップとフォロワーシップ

"組織における成果"にリーダーが及ぼす影響は約20%

スタッフ（フォロワー）の力が大きい！

スタッフ（フォロワー）が自主的な判断や行動でリーダーを支え、組織における成果の最大化を図ることを「フォロワーシップ」と呼ぶ。

R.ケリー：指導力革命―リーダーシップからフォロワーシップへ．プレジデント社，東京，1993．を参考に作成

でしょうか？ "私はそんな面倒な役割はごめん"ですか？ もちろん本来ならば、スタッフが混乱しないように師長と主任が気づいて調整してこそ、その場のリーダーといえるでしょう。でも、リーダーたる師長や主任だって、ときにはうまく伝えることができないこともあれば、意地になってしまうことだってあります。そんなときこそ、スタッフ（フォロワー）の出番です（図1）。

できるリーダーを育てるつもりで、フォロワーシップを発揮してみてください。優秀なリーダーの影には、必ずすばらしいフォロワーが存在しています。あなたならきっとできるはずです。

A2 正直に、"混乱しています"とオープンに話してみてはいかがでしょうか。（渡邊千登世）

師長のルールに従うと主任の考えを無視することになるし、主任の言う通りにすれば師長に逆らうことになるのではないか……と、双方へ気づかい、悩んでいては疲れてしまいますね。

主任が"師長の決めたルール"に従わないのは主任の考えがあってのことでしょうが、本来は、師長と主任の意思疎通が図られたうえでスタッフに伝達されるべきです。

"みんなの議題"にしてみよう

しかし、そうではないこのような場合の解決策としては、スタッフのほうから問題をオープンにしてみてはどうでしょうか。

つまり、言うことが違う管理者の意図を確認し、意見や伝達内容にずれがある場合には、「スタッフの混乱を招く」という事実を伝え、「どちらの方法をとるかを、病棟全体で話し合いたい」ということを申し出ることがよいと思います。

管理の方法は一通りではありません。目標を達成するための方法はいくつかあるでしょうから、そのなかで最も適した方法を検討する必要

があります。管理方法の検討や病棟内でのルールを決める際には、スタッフが参加し意見を出し合えばよい案も浮かぶでしょうし、理解や認識の統一が図られ、混乱を避けることができるのではないでしょうか。

目先にとらわれず 「本当の」問題をつかむ

このような状況はよくあることだと思いますが、このようなときこそ、あなたがたスタッフの力を発揮することが重要です。

ここで考えなくてはならないのは、真の問題は何かということです。師長と主任の意見が違うことが真の問題でしょうか？──そうではありません。師長と主任の意見が違っていることによって、物品管理などの「本来きちんと行われるべき病棟のさまざまな管理が適切に行えない」ことが重大な問題なのです。

問題を見きわめ、解決できるように行動できて初めて、自律的な行動がとれる看護師といえるでしょう。

06 どうかと思う、同僚スタッフの仕事に対する姿勢…。

仕事への姿勢は人それぞれだとは思いますが、「連休に遊びに行く」と話していた同僚スタッフが、連休明け翌日に「熱が出た」とお休みしました。体調不良での勤務交代はお互いさまだとわかってはいますが、「それってどうなの!?」とつい思ってしまいます。

A1 "仕事をおろそかにしているのではないか"と考えてしまいがちですが、"精神的なサインである場合"も想定しておきたいところです。

(渡邊千登世)

このような状況のときには、私は2つの視点を考える必要があるのではないかと思っています。「スタッフの精神的な視点」と「社会人としてとるべき健康対策の視点」です。

月末・月初め、連休明けは心のサインが出やすい

通常、連休明けに仕事をお休みされると、"仕事をおろそかにしているのではないか"と考えてしまいがちです。しかし、本当にそうでしょうか? 同僚の方の日ごろの仕事の様子はどうでしょうか。疲れた表情をしていたり、あまり笑顔がなかったりしていませんか?

若者の「新型うつ病」がメディアで取り上げられることがあります。これは、あくまでもマスコミ用語であり医学用語ではないため、さまざまな見解があり、気分障害の一類型や従来のうつとは葛藤となる原因が異なる「うつ病」ともとらえられているようです。

この新型うつは、「上司が悪い」、「先輩が悪い」など他罰的であることや、自尊心が強く自己中心的、他者配慮性が乏しい、休日前は比較的元気で休み明けに仕事が始まると落ち込むというような特徴がみられます。このような特徴から、本当に病気なのかと疑いたくなりますし、「甘えがある」とか「わがまま」と思われがちです。しかし、本人は「自分らしく仕事ができているか」「先輩や上司、同僚が自分らしさをきちん

と評価してくれているのか」など葛藤し思い悩み、うつ病を発症している可能性もあります。

連休の後に"なんだか仕事に行きたくない"という気持ちを、「熱が出て……」という理由にして休んでいるのかもしれません。日ごろの、同僚の方のストレスの程度や精神的な面へも目を向けてあげてはいかがでしょうか?

もし、同僚の"病の初期徴候"として異変に気づいたのであれば、師長に相談するほうがよいと思います。もしかすると、同僚の方は、誰かが手を差し伸べてくれるのを待っている可能性もあります。

"連休の過ごし方"に原因がある場合

もし、精神的な病の心配がなく、本当に連休の過ごし方が問題でお休みしてしまっているようならば、社会人として注意する必要があるかもしれません。

連休明けに体調不良を起こさないような休日の過ごし方(例:休みだからといって昼夜逆転の生活をしない、あれもこれもとスケジュールを過密にしない、など)や、連休明けに仕事モードへ戻るための時間も考慮することなど、病棟メンバーで対策を出し合い、全員が実行できるよう、他のスタッフも含めてその方へも周知するという方法はいかがでしょうか?

A2 休暇期間は疲労回復も込みで考えるよう、職業人としての自覚を促すように話しをするとよいでしょう。

(任　和子)

専門職業人としての "勤務"に対する責任

ベストな状態で仕事に臨むために、健康管理は専門職業人として重要です。看護師の場合は1人が休むと誰かが出勤しないといけないことが多いので、勤務当日に突発的に仕事を休むという事態は、なるべく避けたいものです。ましてや"休み明けの欠勤"なんて最悪のパターンです。「プロ意識が低い」「責任感が欠如している」と思われてもしかたありません。

そうかといって、発熱を隠して出勤し、患者さんや医療スタッフに感染させることは避けたいし、インフルエンザであれば大変なことになります。これも欠勤と同様に「プロ意識」や「責任感」の問題です。休む人のためだけではなく、みんなのために働くことができない理由を正直に言える文化も必要です。

また、突然の欠勤が、常習なのかどうかが問われます。常習なら、やはりきちんと注意すべきでしょうし、なんらかのペナルティも必要かもしれません。放置すると、そのような態度が許される組織風土が生まれ、突発的な欠勤が連鎖します。めったにないことならば、気をつけていても体調を崩すことはあるので、お互いさまと受け止められるでしょう。

旅行内容、自身の体力などに合った休暇期間を

旅行といっても、海外か国内か、長期か短期かによって疲労度は異なります。あるいは、フルマラソンやトライアスロンに挑戦、というなら1日でも身体的疲労は大きいでしょう。さらに、疲労回復に要する時間は、各自のもつ体力や年齢によっても変わります。疲労回復のための工夫にも、睡眠などでからだを休めたり、入浴やマッサージなどでリラクセーションしたりと、さまざまなことが考えられます。

休暇中に予定している活動の疲労度を予測し、疲労回復に要する時間を見込んで休暇を申請することが望まれますが、これには経験が必要です。新卒看護師の場合は、休もうと思えば休める学生時代とは違うとわかっていても、疲労回復に要する時間がうまく推測できなかったり、遠慮して休暇を少なく申請してしまったりで、結局、職場に迷惑をかけることがあります。先輩として、休暇をとる前に相談にのることや、もし失敗した場合も専門職業人としての自覚を促す材料にできるよう、話をするとよいでしょう。

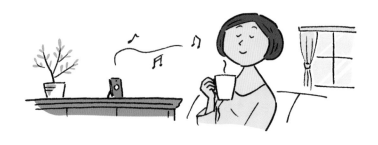

看護研究は本当に必要ですか？

病棟の看護研究の係になりました。３人でテーマを決め、院内発表をめざして行っていますが、けっこう時間をとられます。締め切りとの兼ね合いで、結果的に"それらしい形をつくるため"にだけやっているような気がしています。臨床ナースに、看護研究って本当に必要でしょうか？

A1 「臨床のギモン」からテーマを決められるようよく話し合うことが大切です。臨床現場のケアを改善したり、新しい知識を得て次のケアに活かしたりするためなど、探求心を満たせれば楽しくなるはずです。

（渡邊千登世）

確かに看護研究を実施するのは、非常にエネルギーのいることです。日常業務だけでも忙しいのに、さらに看護研究をしなくてはならないのだろうか、という思いに駆られることもあるでしょう。

おそらくその動機が、「看護研究の係」という"係の責任"から"やらねばならない"という気持ちが生じているため、苦しい思いになるのではないでしょうか？

看護研究は本来、臨床上の「なぜだろう？」「どうすればよくなるのだろう？」という疑問から発するものだと思います。そして、研究の困難なプロセスに、この探究心や新しい知識を得られる喜びが勝っていなければ最後までやり遂げられないでしょうし、よい研究結果が得られないのではないかと思います。

サポートを受けられる相手を確認しておこう

病棟で看護研究を行う場合、一人で行うことは少ないと思います。そのため、テーマを選ぶときには同僚たちと「身近で」「自分たちが最も関心のあるテーマ」がみつけられるよう、よく話し合うことからスタートするのが大切です。そして、研究の係だけではなく、病棟の他のメンバーにもそのテーマに興味をもってもらったり、共有してもらったりしてはどうでしょうか。もちろん、よりよい研究には、相談者がおっしゃる「それらしい形」、つまり系統的な筋道や手続きが必要になりますが、それは、あくまでも新たな知見を構築するためですから、けっして"形"だけを整えるということにはならないと思います。

また、研究のプロセスで「これでいいのだろうか？」「正しい研究方法なのか？」というような迷いや不安にさいなまれると研究を投げ出したくなりますから、アドバイスやサポートを誰から受けられるのかを明確にしておくことも大切です。

『看護職の倫理綱領』には、 図1 のことが述べられています。私たちが行う研究は、"研究のための研究"ではなく、あくまでも、臨床現場のケアを改善したり、新しい知識を得て次のケアに活かしたりするために行われるのだ、という認識をもつ必要があるのではないでしょうか？

図1 看護職の倫理綱領より（抜粋）

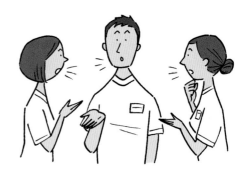

「看護職は、研究や実践を通して、専門的知識・技術の創造と開発に努め、看護学の発展に寄与する」

日本看護協会：看護職の倫理綱領．項目11 https://www.nurse.or.jp/home/publication/pdf/rinri/code_of_ethics.pdf（2022/8/25アクセス）より引用

A2 「やらされる看護研究」から「取り組みたい業務改善」に視点を変えてみましょう。手の届く範囲の「業務改善」で問題ありません。ただし、研究としての手順はきちんと計画を立てて、集中して取り組みましょう。

（任 和子）

　臨床ナースの仕事のメインは、自分の担当する患者さんやそのご家族の看護です。少しでもよいケアができるようにと考えて行動することで、目の前の患者さんの役に立つことができれば、これほどうれしいことはありません。ところが研究は、「将来の患者さん」の役に立つために行うものです。したがって、研究対象となる患者さんは、将来の患者さんのためにボランティアとして研究参加に応じます。

　目の前にいる患者さんのためならともかく、このような"遠い先のこと"のために、統計や文献検索について勉強したり、睡眠や休息などを犠牲にすることに疑問がわくのも当然のことでしょう。

ともかくゴールを "目の前の患者さん"に

　そこで私は、看護研究ではあっても、まずは、目の前の患者さんの役に立つことに取り組むことをお勧めします。

　「それって『看護研究』ではなくて『業務改善』なのでは……？」と迷うと思いますが、そこは深く考えないでおきましょう。「やらされる看護研究」から「取り組みたい業務改善」に視点を変えるだけで、やる気が起こりますし、時間をかける価値も出てきます。

　例えば口腔ケアについて、ナースによって方法が異なることが問題だと考えた場合、「エビデンスに基づいた口腔ケアを導入して、これまで部署で経験的に行われていた方法を見直す」「患者さんのアセスメントデータから口腔ケアの方法を3パターンに分けて作成する」など、さまざまな取り組みが考えられます。業務改善のような取り組みであっても、よい成果を得た取り組みは、院外で発表することで他施設のナースの役に立ちます。そのためには統計や文献検討、テーマをしぼって論理的に解決するなど、研究のプロセスはできるだけきちんと抑えることが重要です。研究計画を倫理委員会で事前に審査するプロセスも必要です。

　そのために、研究を相談する人が身近にいるのがベストです。院内の調査研究担当ナースや外部講師による支援を積極的に活用しましょう。そして、最も大切なのは「タイムマネジメント」です。看護研究のために徹夜をして出勤するというのは、臨床ナースの役割からすると本末転倒です。手の届く範囲の内容に絞り込み、計画を立てて、集中して取り組みましょう。

索　引
（太字は主要記載ページを示す）

うまくいく！ 看護マネジメントの教科書

2022年11月30日　第1版第1刷発行 2023年9月10日　第1版第2刷発行	編　集	久保田 聰美、渡邊 千登世、 任 和子
	発行者	有賀 洋文
	発行所	株式会社　照林社 〒112-0002 東京都文京区小石川2丁目3-23 電話　03-3815-4921（編集） 　　　03-5689-7377（営業） https://www.shorinsha.co.jp/
	印刷所	共同印刷株式会社

検印省略（定価はカバーに表示してあります）
ISBN978-4-7965-2570-1